W0260459

PSZ-Drucke
Schriftenreihe des Psychosozialen Zentrums (PSZ)
Universität Ulm
Herausgegeben von H. Kächele P. Novak H. C. Traue

Familienforschung in Psychiatrie und Psychotherapie

Herausgegeben von
E. Nordmann und M. Cierpka

Mit 22 Abbildungen

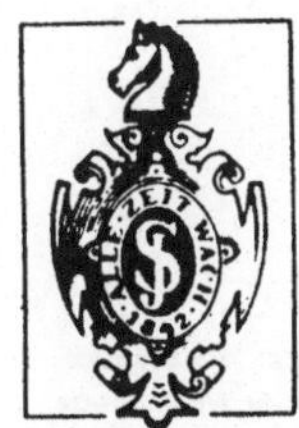

Springer-Verlag
Berlin Heidelberg New York
London Paris Tokyo

Reihenherausgeber:

Prof. Dr. Horst Kächele
Prof. Dr. Dr. Peter Novak
Dr. Harald C. Traue

Psychosoziales Zentrum der Universität Ulm
Am Hochsträß 8, D-7900 Ulm

Bandherausgeber:

Dipl.-Psychologe Erik Nordmann
PLK Weissenau, Abt. Psychiatrie I, Universität Ulm
D-7980 Ravensburg-Weissenau

Dr. Manfred Cierpka
Abt. Psychotherapie, Universität Ulm, D-7900 Ulm

Beiträge des 2. Workshop Familieninteraktion, veranstaltet vom PLK Weissenau, Abt. Kinder- und Jugendpsychiatrie, und der Universität Ulm, Abteilung Psychotherapie und Sonderforschungsbereich 129 „Psychotherapeutische Prozesse", am 26./27. Oktober 1984 in Ulm

---

Wir danken der Fa. Janssen, Neuss, für die finanzielle Unterstützung des Workshops und der Veröffentlichung der Tagungsbeiträge in diesem Band.

ISBN-13: 978-3-540-16880-5 e-ISBN-13: 978-3-642-71433-7
DOI: 10.1007/978-3-642-71433-7

2119/3140-543210

VORWORT

Die Familientherapie als psychotherapeutische Methode befindet sich Mitte der achtziger Jahre in der Bundesrepublik weiter in einer Expansionsphase. Während das immer stärker wachsende Interesse an systemischen Betrachtungsweisen und therapeutischen Methoden von den einen euphorisch begrüßt, gar als "kopernikanische Wende" apostrophiert wird, bewerten kritische Beobachter den wachsenden Zustrom an Ausbildungsinteressenten bei den familientherapeutischen Instituten unverhohlen als Modeerscheinung. Diese Kritik beschreibt einen Zustand, den allerdings jede neue Therapierichtung im Laufe ihrer Entstehung und Entwicklung notwendig zu durchschreiten hat. In dieser Phase finden wir eine Vielfalt neuer therapeutischer Konzepte, eine Flut an Publikationen über zugrundeliegende theoretische Modelle und Anleitungen zum praktischen familientherapeutischen Handeln.

Wir meinen, daß gegenüber diesem Reichtum an Grundsatzerklärungen und an therapeutischer Energie in der Tat ein Mangel besteht an Versuchen zur empirischen Absicherung dieser Modelle und des darauf aufbauenden Handelns. Eine wichtige Ursache des Defizits an begleitender Grundlagenforschung sehen wir in der Form der Institutionalisierung von Familientherapie in der Bundesrepublik: An den Universitäten aus historischen Gründen bisher noch kaum etabliert, ist Familientherapie vor allem eine Sache der privaten Ausbildungsintitute - und deren Interesse liegt eben nicht bei Forschung, sondern bei Ausbildung.

Diese Ausgangssituation war für uns Anlaß, mit einem eigenen Workshop zur Familienforschung - in Abgrenzung von der Vielzahl familientherapeutischer Kongresse - ein Diskussionsforum für die in der BRD verstreuten, empirisch forschenden Arbeitsgruppen zu schaffen. Nachdem die Ergebnisse der ersten Tagung 1983 bereits in einem von Prof. K. Schenck, dem Initiator der Veranstaltung herausgegebenen Band veröffentlicht wurden, können nun die Referate der zweiten Ulmer Tagung vom 26./27. Oktober 1984 vorgelegt werden. Die hier versammelten Beiträge geben einen Überblick über die Gestalt der bundesrepublikanischen Forschungslandschaft im Sektor klinische Familienforschung.

Die ersten drei Arbeiten lassen sich dem Bereich der Schizophrenieforschung zuordnen. HAHLWEG stellt in seinem Beitrag neue Ergebnisse familienorientierter Untersuchungen zu Ätiologie, Verlauf und Therapie schizophrener Erkrankungen vor. Dabei stehen zwei miteinander verknüpfte Forschungsansätze im Vordergrund: Einerseits das Modell der "Expressed Emotion", bei der es sich im ursprünglichen Sinne um eine Einstellungsvariable der Familienangehörigen handelt, andererseits das Modell des "affektiven Stils" einer Familie, der anhand von Interaktionsmaßen erfaßt wird.

Die Arbeit von HANS, KRAUSE und STEIMER beschäftigt sich auf einem psychoanalytisch orientierten theoretischen Hintergrund mit Interaktionsprozessen bei Schizophrenen. In dem vorgestellten Forschungsprojekt wird versucht, Aufschlüsse über das Übertragungsgeschehen in dyadischen Interaktionen mit Schizophrenen vor allem über die Analyse nonverbaler Verhaltensparameter zu erhalten.

SCHRETTER, ASCHOFF-PLUTA, CIERPKA, JORASCHKY, MARTIN und THOMAS berichten über einen Forschungsansatz zur Erfassung und Analyse der Grenzen bzw. von Grenzenstörungen bei Schizophreniefamilien. Vorgestellt wird ein diagnostisches Instrument, das es erlaubt, Grenzen auf der individuellen, interindividuellen und systemischen Ebene zu differenzieren und daraus mittels Netzwerkanalysen ein Gesamtbild der Familienstruktur zu erstellen.

Ebenfalls um Fragen der Familiendiagnostik geht es in dem Beitrag von WRANGSJÖ, der sich mit dem "Circumplex Model of Marital and Family Systems" von OLSON et al. beschäftigt. In Form einer Validierungsstudie wird das auf diesem Modell aufbauende Familiendiagnostikum FACES auf seine Aussagekraft überprüft.

GUTH & NORDMANN berichten nach Darstellung der bisherigen Befunde zur Familiendynamik bei Suizidalen über eine Studie zur Erfassung von Interaktionsstilen in Familien mit suizidalen Jugendlichen. Ausgehend von den Arbeiten von RICHMAN wird versucht, zentrale Annahmen von dessen Modell der Suizidfamilie interaktionsanalytisch zu überprüfen.

HEINZ und MINSEL untersuchen den Einsatz der Technik des "Goal-Attainment-Scaling" im Rahmen der Familientherapie. Von Interesse ist diese Technik im Hinblick auf die weitgehend offene Frage der Entwicklung und Begründung von Therapiezielen, und auf die Durchführung zielrelevanter Outcome-Forschung. Kommunikationsprozesse in Magersuchtfamilien thematisiert der Beitrag von HEHL und EISENRIEGLER. Auch in dieser Studie geht es um die Bedeutung nonverbaler Kommunikation: Untersucht wird, inwieweit die mehr oder weniger erfolgreiche Bewältigung von Problemlöseprozessen in der Familie durch Elimination des auf dem visuellen Kanal kommunizierten Beziehungsaspekts beeinflußt wird.

Im letzten Beitrag des Bandes versucht WOLF aus der Sicht des Familientherapeuten heraus, die nicht unkomplizierte Beziehung zwischen Familienforschung und Familientherapie darzustellen. Mit der Erörterung klinisch relevanter Forschungsfragen gibt er eine Aussicht auf künftige, für den Therapeuten wichtige Entwicklungen.

Abschließend sei Herrn MUCKEL von der Firma Janssen für die organisatorische Hilfe gedankt, die die Durchführung der Tagung ermöglichte. Unser Dank gilt auch Frau FREY sowie Frau von STREIT für die Durchführung der vielfältigen Sekretariatsarbeiten bei der Erstellung des Bandes.

Ravensburg-Weissenau und
Ulm, November 1985

E.Nordmann/M. Cierpka

INHALTSVERZEICHNIS: Seite

VERZEICHNIS DER AUTOREN

ASCHOFF-PLUTA, R., Dr. rer. biol. hum., Bezirkskrankenhaus Günzburg, Abt. Psychiatrie II der Universität Ulm, 8870 Günzburg.

CIERPKA, M., Dr. med., Universität Ulm, Abt. Psychotherapie, 7900 Ulm.

EISENRIEGLER, E., Dipl.-Psych., Universität Düsseldorf, Psychologisches Institut, 4000 Düsseldorf.

GUTH, U., Dipl.-Psych., Freie Universität Berlin, Forensische Psychiatrie, 1000 Berlin.

HAHLWEG, K., Dr. phil., Max-Planck-Institut für Psychiatrie, 8000 München 40.

HANS, G., Dipl.-Psych., Universität des Saarlandes, FB Sozial- und Umweltwissenschaften, 6600 Saarbrücken.

HEHL, F.-J., Prof. Dr. phil., Universität Düsseldorf, Psychologisches Institut, 4000 Düsseldorf.

HEINZ, H., Dipl.-Psych., Universität Trier, 5500 Trier.

JORASCHKY, P., Dr. med., Psychiatrische Klinik, Universität Erlangen, 8520 Erlangen.

KRAUSE, R., Prof. Dr. phil., Universität des Saarlandes, FB Sozial- und Umweltwissenschaften, 6600 Saarbrücken.

MARTIN, G., Dipl.Soz.Arb. (FH), Universität Ulm, Abt. Psychotherapie, 7900 Ulm.

MINSEL, W.-R., Prof. Dr. phil., Universität Köln, Seminar für Psychologie, 5000 Köln 1.

NORDMANN, E., Dipl.-Psych., PLK Weissenau, Abt. Psychiatrie I der Universität Ulm, 7980 Ravensburg-Weissenau.

SCHENCK, K., Prof. Dr. med., PLK Weissenau, Abt. Psychiatrie I der Universität Ulm, 7980 Ravensburg-Weissenau.

SCHUTH, H., Dipl.-Psych., Universität Köln, Seminar für Psychologie, 5000 Köln 1.

SCHRETTER, A., Dipl.-Soz., Armansperger Str. 2, 8000 München.

STEIMER, E., Dipl.-Psych., Universität des Saarlandes, FB Sozial- und Umweltwissenschaften, 6600 Saarbrücken.

THOMAS, V., Dipl.Soz.Arb., Psychiatrische Ambulanz, Universität Ulm, 7900 Ulm.

WOLF, M., Dr. med., Kinderpsychiatrischer Dienst des Kanton Zürich, CH-8028 Zürich.

WRANGSJÖ, B., Dr. phil., 16137 Bromma (Schweden).

EINFLUSS DER FAMILIENINTERAKTION AUF ENTSTEHUNG, VERLAUF UND THERAPIE SCHIZOPHRENER STÖRUNGEN

von

K. HAHLWEG

Einleitung

Die Bedeutung der Familieninteraktion für die Entstehung von schizophrenen Erkrankungen ist in den letzten 30 Jahren sehr engagiert und kontrovers diskutiert worden. Drei Familientheorien, die in ihren Grundzügen 1956-1958 formuliert wurden, haben die Ätiologie-Forschung nachhaltig beeinflußt: (a) die "Double-Bind"-Hypothese (BATESON, JACKSON, HALEY & WEAKLAND, 1956), nach der die schizophrenen Symptome Reaktion auf gestörte, paradoxe Kommunikation sind, (b) die Hypothese, daß Beziehungsstörungen der Eltern (eheliches Schisma oder Asymmetrie) zu "pathologischen Bündnissen" zwischen einem Elternteil und dem Patienten führten (LIDZ, FLECK, CORNELISON & TERRY 1957), und (c) die Theorie der familiären "Pseudogegenseitigkeit" (WYNNE, RYCKOFF & HIRSCH, 1958), die nur mit Hilfe gestörter Kommunikation aufrechterhalten werden kann. Obwohl für diese Modelle bisher keine empirische Stützung vorliegt, spielen sie auch heute noch eine große Rolle.

Als die verschiedenen Theorien publiziert wurden, bedeuteten sie eine radikale Abkehr von den damals vorherrschenden unidimensionalen biologischen oder psychodynamischen Erklärungsansätzen, da sie postulierten, daß soziale oder interpersonelle

Faktoren ursächlich für die Entstehung schizophrener Störungen sein könnten. Dieser unterschiedliche Denkansatz schlug sich in einer großen Anzahl von empirischen Untersuchungen zur Familieninteraktion nieder, auf die hier nicht eingegangen werden soll, da zusammenfassende Darstellungen bereits vorliegen (NORDMANN, SODEMANN, SCHENCK & WOLF, 1983; siehe auch die ausführlichen Reviews von DOANE, 1978; JACOB, 1975; LIEM, 1980).

Betont werden muß, daß die Suche nach familiären, schizophreniespezifischen Kommunikations-/Interaktionsvariablen bisher enttäuschend verlaufen ist. Die üblichen Querschnittsstudien, d.h. Gruppenvergleiche von Familien mit Schizophrenen, anderen psychiatrischen Patienten und Normalen, ergaben zwar eine Fülle von Daten, zeigten häufig jedoch widersprüchliche Ergebnisse und kaum Trends, die eine weitere Forschung anregen würden. Diese Einschätzung drückt sich auch in der Publikationshäufigkeit aus. In den Jahren 1960-1970 wurden 30, im Zeitraum 1970-1980 nur noch 9 entsprechende Studien veröffentlicht. Die Gründe für dieses nachlassende Interesse und die enttäuschenden Ergebnisse sind vielfältig:

1) Die Schwierigkeit, die abstrakt oder vage formulierten Konzepte zu operationalisieren. So ist es z.B. bisher nicht gelungen, das "double bind"-Konzept eindeutig zu definieren, ganz zu schweigen von den anderen, noch abstrakter formulierten Konzepten.

2) Die grundsätzliche Problematik, mit Querschnittsstudien kausale Beziehungen aufdecken zu wollen. Mit solchen Studien kann nicht beantwortet werden, ob Interaktionsstörungen Ursache oder Folge der Schizophrenie sind. Konsequenterweise wurden Ende der sechziger Jahre erste Longitudinalstudien begonnen.

3) Der lineare Ansatz: Charakteristisch für familientherapeutisches Denken ist die Annahme zirkulärer Feedback-Prozesse. Viele Studien erheben aber nur (linear) Elternvariablen, so daß Interaktionsprozesse gar nicht erst untersucht werden konnten. Dazu kommt, daß entsprechende Seuquenzanalysemethoden damals nicht zur Verfügung standen.

4) Der wichtigste Grund liegt aber wohl im Wandel der theoretischen Modelle zur Entstehung und zum Verlauf von Schizophrenie, d.h., die Vorstellungen gingen weg von unidimensionalen Annahmen (entweder rein biologische oder rein interaktionelle Verursachung) und hin zu einem interaktiven Stress-Vulnerabilitäts-Modell (ZUBIN & SPRING, 1977; NUECHTERLEIN & DAWSON, 1984).

Abbildung 1

INTERAKTIVES VULNERABILITÄTS-STRESS-MODELL (Nuechterlein & Dawson 1984)

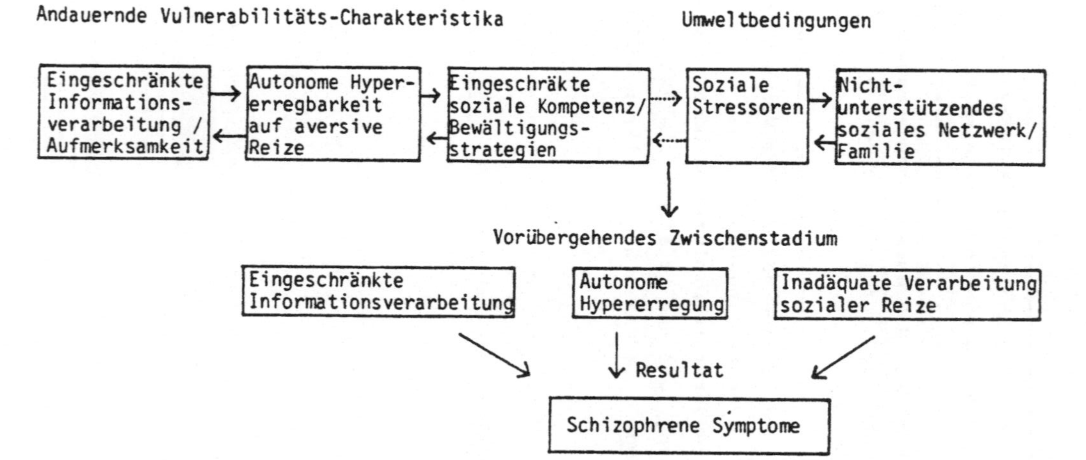

Danach wird nicht die Schizophrenie vererbt, sondern eine besondere Vulnerabilität genetisch vermittelt. Personen, die schizophreniegefährdet sind, haben folgende andauernde Vulnerabilitätscharakteristika, die sich interaktiv bedingen:
(a) Eingeschränkte Informationsverarbeitung bzw. Aufmerksamkeit (z.B. leichte Ablenkbarkeit durch Störreize, Selektionsschwäche), (b) Autonome Hypererregung auf aversive Reize, (c) Eingeschränkte soziale Kompetenz/mangelnde Bewältigungsstrategien (die Personen werden von Sozialpartnern schon in früher Jugend als unfreundlich, unpopulär, negativistisch geschildert).

Diese individuellen Charakteristika stehen in Beziehung mit gegebenen Umweltbedingungen, vor allem (a) sozialen Stressoren (besonders dem Auftreten ungünstiger Lebensereignisse), (b) Stress durch aversives Familienklima (z.B. ein hohes Ausmaß an EE; VAUGHN & LEFF, 1976) und (c) einem nicht-unterstützenden sozialen Netzwerk (wenige helfende Freunde, Nachbarn, Arbeitskollegen).

Tritt nun durch ungünstige Umweltbedingungen Stress auf, so kann dies aufgrund mangelnder Bewältigungsstrategien zur autonomen Hypererregung führen, die bereits vorhandenen kognitiven Defizite verstärken und damit auch den sozialen Stress. Die schizophreniegefährdete Person wechselt dann in ein vorübergehendes Zwischenstadium über, in dem sich die Defizite noch einmal verstärken. Am Ende tritt dann eine schizophrene Episode auf.

Dieses interaktive Stress-Vulnerabilitäts-Modell scheint zur Zeit am besten geeignet, die vielfältigen Befunde aus der Experimentalpsychologie und der Familieninteraktionsforschung zur Entstehung und zum Verlauf schizophrener Erkrankungen einzuordnen. Die Ergebnisse, über die im folgenden berichtet werden soll, lassen sich sehr gut in das Modell integrieren, indem die

Interaktionsvariablen als notwendige, aber nicht hinreichende Bedingung für Schizophrenie interpretiert werden.

Nach dieser kurzen Erläuterung des im Augenblick vielversprechendsten Modells sollen im weiteren neuere Ergebnisse der Familieninteraktionsforschung zur Ätiologie, zum Verlauf und zur Therapie schizophrener Störungen berichtet werden.

Ätiologie

Wie erwähnt, kann die Rolle von Familienfaktoren bei der Entstehung von Schizophrenie nur mit Hilfe von Longitudinalstudien adäquat untersucht werden. Ist eine Schizophrenie manifest, so kann nicht mehr zwischen Ursache und Wirkung getrennt werden. Es gibt grundsätzlich zwei Strategien, solche Studien zu planen: Die Ziel- oder Risikoperson kann aufgrund eigener oder elterlicher Charakteristika definiert werden. Im letzteren Fall wurden Kinder schizophrener Eltern untersucht (z.B. ERLENMAYER-KIMMLING, 1968; GARMEZY, 1974; MEDNICK & SCHULSINGER, 1968; SAMEROFF & ZAX, 1973).Leider sind in all diesen Studien keine Interaktionsvariablen verwendet worden. Die einzige Longitudinalstudie, in der explizit solche Maße erhoben wurden, ist die sogenannte UCLA-Risiko-Studie, in der die Zielpersonen aufgrund eigener Charakteristika bestimmt wurden (GOLDSTEIN, RODNICK et al., 1968).

Methode

In die 1965 begonnene Untersuchung wurden Familien aufgenommen, in denen ein Jugendlicher (Alter zwischen 14 und 19 Jahren) starke Verhaltensstörungen, jedoch keine psychotischen Symptome aufwies. Insgesamt wurden 65 Familien mit 38 männlichen und 27 weiblichen Indexpersonen in die Studie einbezogen. Die Verhaltensstörungen ließen sich in vier Klassen einteilen: (1) Aggressiv-antisozial: Diese Jugendlichen haben Probleme mit der Polizei, in der Schule; (2) Auflehnend, widersetzlich in der Familie, konfliktprovozierend, (3) Passiv-negativistisch den Eltern gegenüber und (4) Sozial isoliert, zurückgezogen und stark von den Eltern abhängig.

Mutter, Vater und Zielperson wurden ausführlich einzeln und gemeinsam untersucht; unter anderem wurde die Interaktion der Mitglieder beim Lösen von familiären Problemen auf Videoband aufgezeichnet. Diese Probleme waren vorher in Einzelinterviews identifiziert worden, die Mitglieder wurden aufgefordert, das Problem zu diskutieren, ihre Gefühle und Ideen zum Problem zu äußern und Lösungsmöglichkeiten zu erarbeiten. Die Interaktion wurde transkribiert und die Äußerungen der Eltern wurden mit Hilfe des "Affective Style"-Zeichensystems (AS) kodiert (DOANE et al., 1981). Dieses System zur Erfassung des emotionalen Klimas wurde von J. DOANE in Anlehnung an das Konstrukt der "expressed emotion" (EE, VAUGHN & LEFF, 1976) entwickelt und dient zur Erfassug relevanter EE-Variablen wie Kritik, Feindseligkeit und emotionale Überfürsorglichkeit, die im Verlaufe <u>realer</u> Interaktion zwischen Patient und Eltern von den Eltern geäußert wurden. (Wie später dargestellt, wird der EE-Status im Gegensatz dazu nur aufgrund eines Einzelinterviews bestimmt.)

Das AS-System besteht aus den Kategorien persönliche oder spezifische Kritik, Schuldvorwürfe, Gedankenlesen und unterstützende Äußerungen. Die Eltern wurden aufgrund der negativen Kategorien in zwei Gruppen eingeteilt: niedrige (= günstige) oder hohe (= ungünstige) Ausprägung von AS.

Neben diesem reinen Interaktionsmaß wurde auch der Grad der elterlichen "<u>Communication Deviance</u>" bestimmt (CD, abweichende

Kommunikation; SINGER & WYNNE, 1966; JONES, 1977). Zur Ermittlung des CD-Maßes wurden die Eltern einzeln gebeten, Geschichten zu TAT-Tafeln zu erzählen. Die Äußerungen wurden transkribiert und mit Hilfe des CD-Zeichensystems ausgewertet. Die 41 Kategorien können sechs Bereichen zugeordnet werden:
1. Grad der Eigenbeteiligung, 2. Eindeutigkeit der Themensprache, 3. Sprachanomalien, 4. Widersprüchliche Äußerungen, 5. Unterbrechungen und 6. Probleme, das Thema einzugrenzen. Aufgrund des Ratings wurden die Familien den Klassen niedrig/mittlere und hohe CD-Ausprägung zugewiesen.

Fünf Jahre nach der Erstuntersuchung wurden dann die Zielpersonen nachuntersucht, wobei die Ausfallsrate 20% betrug, d.h. 52 von ursprünglich 65 Personen konnten erfaßt werden.

Eine psychiatrische Diagnose wurde mit Hilfe der "Research Diagnostic Criteria" (RDC; SPITZER et al., 1975) gestellt, die Diagnosestellung erfolgte blind, d.h. ohne Kenntnis der Familienvariablen. Auf der Basis der RDC-Diagnose wurden die Indexpersonen einer der sieben Klassen der Schizophrenie-Spektrum-Skala (WENDER et al., 1968) zugeordnet. Zum Schizophrenie-Spektrum zählen antisoziale und schizoide Persönlichkeit, Borderline Syndrome, fragliche und sichere Schizophrenie. Zur Klasse "Keine Spektrum"-Diagnose werden Personen gerechnet, die psychiatrisch unauffällig sind oder nur eine moderate Persönlichkeitsstörung oder Neurose aufweisen.

Ergebnisse

Die Wahrscheinlichkeit, innerhalb von fünf Jahren eine Krankheit im Sinne einer Schizophrenie-Spektrum-Diagnose zu entwikkeln, betrug 33%. Die beste Prediktion zeigte sich bei Kombination der Variablen CD und AS, die unabhängig voneinander waren

(DOANE et al., 1981). Leider wurde CD bei den ersten 14 Familien nicht erfaßt, so daß sich die folgenden Ergebnisse nur auf eine Sub-Stichprobe von 37 Familien beziehen. Die Familien wurden je nach der elterlichen CD/AS-Ausprägung in drei Gruppen eingeteilt: (1) Niedrig (= günstiges Familienprofil): Bei diesen Eltern war weder CD noch AS auffällig. (2) Hoch/niedrig: Die Eltern zeigten entweder in bezug auf CD oder AS eine ungünstige Ausprägung. (3) Hoch: Die Eltern hatten ungünstige Werte in beiden Variablen.

Tabelle 1

S C H I Z O P H R E N I E - S P E K T R U M

		nein	ja	
	niedrig	9	0	
AS/CD	hoch/niedrig	17	3	
	hoch	0	8	N = 37

Elterlicher Kommunikationsstil (AS, CD) und Psychopathologie der Zielperson bei 5-Jahres-Nachkontrolle (Doane et al. 1981).

Schizophrenie-Spektrum-Diagnose (Wender et al. 1968): Drogenabusus, antisoziale und schizoide Persönlichkeit, Borderline-Syndrom, fragliche und sichere Schizophrenie.

Die Prediktion einer Schizophrenie-Spektrum-Diagnose aufgrund der Familienvariablen gelingt bemerkenswert gut. Wächst der Jugendliche in einer günstigen Familienumgebung auf, so ergibt sich fünf Jahre später keine Spektrum-Diagnose, lebt er in einer ungünstigen Umgebung, so ist eine solche Diagnose zu 100% sicher. Betrachtet man die mittlere Gruppe, so scheint die schädigende Wirkung einer Variable durch die günstige Ausprägung der anderen aufgehoben zu werden, da hier nur 15% der Indexpersonen eine Spektrum-Diagnose aufweisen. Die Ergebnisse der gerade beendeten 15-Jahres-Nachkontrolle deuten jedoch darauf hin, daß es sich hier nur um einen kurzfristigen Schutz handelte: In den klar günstigen und klar ungünstigen Gruppen zeigten sich keine Veränderungen mehr. In der mittleren Gruppe traten jedoch noch mehrere Fälle mit einer Spektrum-Diagnose auf.

Dies ist ein vorläufiges Ergebnis, da die Auswertung noch nicht abgeschlossen ist (GOLDSTEIN, 1984). Insgesamt ist aber festzuhalten, daß die Prediktion von Schizophrenie-Spektrum-Erkrankungen kurz- und langfristig erstaunlich gut aufgrund von Familienvariablen gelingt.

Allerdings sind einige Anmerkungen angebracht (siehe auch DOANE et al., 1981): Da die Jugendlichen schon verhaltensauffällig waren, ist weiterhin nicht eindeutig geklärt, ob die AS/CD-Ausprägung bei den Eltern nicht <u>Folge</u> dieser (nicht psychotischen) Verhaltensstörungen war. Da Patientencharakteristika nicht untersucht wurden, können keine Aussagen über interaktive Prozesse gemacht werden. Und schließlich ist zweifelhaft, ob die Familienmaße schizophrenie-spezifisch sind. Es ist eher anzunehmen, daß unklare Kommunikation und eine negative Familieninteraktion Faktoren sind, die allgemein die Auslösung und den Verlauf von psychischen Störungen beeinflussen.

Verlauf schizophrener Störungen

Wie in der Einleitung dargestellt, war die Suche nach schizophreniespezifischen Familienvariablen mit Hilfe von kontrollierten Querschnittsuntersuchungen leider nicht erfolgreich. Dies führte Ende der sechziger Jahre zu einem starken Rückgang der Forschungsaktivität in diesem Bereich. Seit Ende der siebziger Jahre hat sich das Bild gewandelt. Immer mehr Forschergruppen beschäftigen sich international wieder mit Familien Schizophrener; bildhaft gesprochen, zeigt die Forschungsaktivität einen bipolaren Verlauf und es ist zu hoffen, daß wir uns nicht schon bald wieder der depressiven Phase nähern.

Das wiederaufflammende Interesse ist zum großen Teil den Ergebnissen der englischen Arbeitsgruppe um GEORGE BROWN zuzuschreiben, der sich seit 1958 mit der Frage beschäftigte, inwieweit soziale Faktoren - insbesondere das Familienklima - den Verlauf schizophrener Erkrankungen beeinflussen können.

Konzept der "Expressed Emotion" (EE)

Nach den Ergebnissen von BROWN, BIRLEY & WING (1972) und VAUGHN & LEFF (1976) spielen familiäre Faktoren, insbesondere die emotionale Atmosphäre im Hause des Patienten (Expressed Emotion, EE), eine entscheidende Rolle, ob schizophrene Patienten innerhalb von neun Monaten nach Entlassung aus stationärer Behandlung einen Rückfall erleiden oder nicht. Die Autoren befragten die wichtigsten Bezugspersonen der Patienten kurz nach deren Aufnahme mit Hilfe eines standardisierten Interviews (CFI = Camberwell Family Interview). Das CFI wurde von BROWN und Mitarbeitern (siehe BROWN et al., 1972) im Rahmen von Verlaufsuntersuchungen psychiatrischer Patienten entwickelt. Die Autoren konnten in mehreren retro- und prospektiven Studien nachweisen, daß ein kritisches und zu emotionales Engagement der Angehörigen, gemessen mit Hilfe des CFI, die Rückfallwahrscheinlichkeit der Patienten signifikant erhöht.

In der ursprünglichen Form war das CFI sehr zeitaufwendig und dauerte ca. vier Stunden. VAUGHN & LEFF (1976) entwickelten dann die heute üblicherweise verwendete Kurzform des CFI, die zwischen eineinhalb und zwei Stunden in Anspruch nimmt. Das CFI wird kurz nach stationärer Aufnahme des Patienten mit den Angehörigen durchgeführt, mit denen der Patient intensiven Kontakt hat, üblicherweise mit den Eltern oder dem Ehepartner. Jeder Angehörige wird einzeln befragt, und das Interview wird zur späteren Auswertung auf Tonband aufgenommen.

Ziele des CFI sind zum einen, relevante Verhaltensweisen und Ereignisse im Leben des Patienten drei Monate vor dessen stationärer Aufnahme zu erfassen. Zum anderen sollen die Einstellungen und Gefühle des Angehörigen zum Patienten beobachtet und eingeschätzt werden. Folgende inhaltliche Bereiche werden angesprochen: Psychiatrische Geschichte des Patienten, klinische Symptome, Streit, Auseinandersetzungen und Reizbarkeit des Patienten, Beziehung zum Patienten, Haushaltführung und Finanzen, Medikamenteneinnahme und Häufigkeit des Kontakts mit dem Patienten. Die Erfassung des Grades der "Expressed Emotion" (EE) des Angehörigen erfolgt dann in einem zweiten Schritt durch Auswertung des auf Tonband aufgenommenen Interviews.

Die Äußerungen des Angehörigen werden hinsichtlich folgender fünf Variablen beurteilt:

(a) Anzahl kritischer Äußerungen über den Patienten (Kritik). Bewertet werden sowohl verbale Aspekte (Ausdruck von Mißbilligung, Abneigung, Ärger, Groll gegenüber dem Patienten) als auch nichtverbale Aspekte (abfälliger, wütender Tonfall), z.B.:

"Ich hab' einfach keine Lust mehr, was für sie zu kochen, die läßt das ja doch hinterher alles stehen."
"Die ganze Zeit nur Stöhnen, das hält ja keiner aus!"
"Sie bekommt doch nun schon dreihundert Mark pro Woche, und die gibt sie aus wie nichts!"
Bemerkungen wie z.B. "Ich ärgere mich schon, wenn er das tut, aber das liegt wohl auch daran, daß ich ziemlich intolerant bin" würden nicht als Kritik gewertet werden, da der Angehörige deutlich macht, daß er zumindest mitverantwortlich für das Problem ist.
Ausgewertet wird die Anzahl kritischer Äußerungen im Verlauf des Interviews.

(b) Feindseligkeit. Diese Variable wird mit Hilfe einer dreistufigen Ratingskala erfaßt. Gewertet wird das Ausmaß der Ablehnung der Person des Patienten durch den Angehörigen, z.B.: "Er ist blöd. Alles, was er macht, ist einfach idiotisch!" "Je weiter er weg ist, desto besser für mich!" "Ich werde dann so wütend, daß ich denke, er sollte besser sterben."

(c) Emotionales Überengagement (Emotional Overinvolvement, EOI).
Mit Hilfe einer fünfstufigen Ratingskala wird das Ausmaß einer übermäßigen emotionalen Beteiligung des Angehörigen am Leben oder der Person des Patienten eingeschätzt. Bewertet werden Äußerungen, die extreme Sorge oder Fürsorglichkeit (Protektivität) widerspiegeln, z.B.:
"Ausgehen - nein, ich muß doch bei Peter bleiben." (29-jähriger Sohn)
"Ich bin für ihn da und werde es immer sein."
"Ich lebe halt nur für ihn, denn er braucht mich."

(d) Wärme. Diese Variable wird mit Hilfe des Tonfalls erfaßt, der deutlich positiv sein muß (fünfstufige Ratingskala).

(e) Positive Bemerkungen. Erfaßt wird die Anzahl eindeutig positiver Äußerungen über den Patienten, z.B. Lob, Sympathie oder Interesse.

Aufgrund der Variablen "Kritik" und "emotionales Überengagement" wird der Angehörige entweder als "niedrig" (NEE) oder "hoch" (HEE) in bezug auf "Expressed Emotion (EE)" klassifiziert. Die Zuweisung ist dabei störungsspezifisch: Bei Schizophrenen müssen mindestens sechs kritische Äußerungen und/oder ein Wert von 4 oder 5 auf der Skala "Übermäßige emotionale Beteiligung" vorhanden sein, um als HEE-Angehöriger klassifiziert zu werden; bei Depressiven genügen schon zwei kritische Äußerungen (und/oder ein Wert oder 4 oder 5 auf der "Beteiligungs" - Skala).

Vorhersage des Rückfalls aufgrund des EE-Maßes

In drei prospektiven Studien wurde die prediktive Validität des EE-Maßes untersucht. Zwischen den beiden englischen Studien (BROWN et al., 1972; VAUGHN et al., 1982) ergaben sich keine Unterschiede. Faßt man die Ergebnisse dieser Studien mit insgesamt 181 Patienten zusammen, so erlitten 53% der schizophrenen Patienten mit einem HEE-Angehörigen innerhalb von neun Monaten nach Entlassung aus stationärer Behandlung einen Rückfall, aber nur 13% der Patienten, die in eine NEE-Familie zurückkehrten. Es zeigten sich Interaktionen zwischen EE, Kontaktdauer (des Patienten) mit der Familie und Medikamenten-compliance. Hatte der Patient HEE-Angehörige, mehr als 35 Stunden pro Woche Kontakt und nahm nur unregelmäßig seine Medikamente, so stieg die Rückfallwahrscheinlichkeit auf 82%.

VAUGHN & LEFF (1976) konnten nachweisen, daß mit Hilfe des EE-

Maßes auch der Rückfall depressiver Patienten valide nachzuweisen ist, es sich bei der EE-Variable also nicht um ein schizophreniespezifisches Maß handelt. Sie untersuchten 28 neurotisch Depressive und deren Angehörige; 67% der Patienten, die mit einem HEE-Angehörigen zusammenlebten, erlitten nach neun Monaten einen Rückfall, während nur 22% der Patienten mit einer NEE-Familie wieder stationär aufgenommen werden mußten oder eine Symtomverschlechterung zeigten.

Diese Ergebnisse konnten kürzlich von HOOLEY (1985) in einer Untersuchung an 38 Depressiven bestätigt werden. Die Rückfallraten betrugen 59% bzw. 0%.

EE und Patientenvariablen

Diese Ergebnisse zum Einfluß des Familienklimas sind erstaunlich, vor allem, weil in der Literatur bisher keine verläßlichen Verlaufsprediktoren beschrieben wurden. Es liegt nahe, die kausale Wirkung der EE-Faktoren mit Hinweis auf Patientencharakteristika anzuzweifeln, d.h., das Auftreten von familiärer Kritik als Reaktion auf die Verhaltensauffälligkeiten des Patienten zu interpretieren. Danach wäre das negative Familienklima Folge z.B. der Symptome des Patienten, dieser also selbst Verursacher des Rückfalls. Diese Hypothese konnte in mehreren Untersuchungen eindeutig widerlegt werden.

Es zeigte sich kein Zusammenhang zwischen EE und folgenden Patientenvariablen: Prämorbides Sozialverhalten (MIKLOWITZ, GOLDSTEIN & FALLOON, 1983), Verhaltenauffälligkeiten und Arbeitsfähigkeit drei Monate vor stationärer Aufnahme (BROWN et al., 1972), Dauer der Störung, Anzahl der Hospitalisationen (BROWN et al., 1972; VAUGHN & LEFF, 1976), klinische Symptome bei Aufnahme (VAUGHN & LEFF, 1976; MIKLOWITZ et al., 1983) und Symptome bei Entlassung (MIKLOWITZ et al., 1983).

Konstruktvalidität des EE-Maßes

Obwohl die prediktive Validität des EE-Maßes als gesichert angenommen werden kann, bleiben doch eine Reihe von Fragen offen, besonders bezüglich der Konstruktvalidität des EE-Maßes. Gemessen werden im wesentlichen die Einstellungen des Familienangehörigen zum Patienten; da das CFI nur mit der Bezugsperson durchgeführt wird, ist fraglich, ob sich bei Angehörigen mit einem hohen Ausmaß an EE auch in der tatsächlichen Interaktion mit dem Patienten ähnlich negative Verhaltensweisen zeigen.

Erst kürzlich sind einige Untersuchungen veröffentlicht worden, die dieser Frage nachgegangen sind. MIKLOWITZ, GOLDSTEIN, FALLOON & DOANE (1984) erhoben an einer Stichprobe von 42 Familien mit einem schizophrenen Patienten sowohl die EE- als auch die AS (Affective Style)-Ausprägung der Eltern oder nächsten Bezugspersonen. Die Variablen werden in der bereits geschilderten Form ermittelt, d.h., EE wurde mit Hilfe von Einzelinterviews,AS aufgrund einer Familiendiskussion bestimmt. Von den AS-Variablen gingen in die Analyse die Anzahl kritischer Äußerungen und die Häufigkeit von Gedankenlesen ein. Es zeigten sich folgende Ergebnisse:

(a) Niedrige (NEE) und hohe (HEE) Familien unterschieden sich signifikant in der Summe von Kritik und Gedankenlesen (HEE: $M = 9.6$; NEE: $M = 5.4$). Dieses Ergebnis konnte in einer Studie mit nicht-schizophrenen, aber verhaltensauffälligen Jugendlichen, der sogenannten UCLA Risiko-Gruppe, für den Bereich AS-Kritik bestätigt werden (VALONE, NORTON, GOLDSTEIN & DOANE, 1983).

(b) Wird die HEE-Gruppe unterteilt in solche, die aufgrund von Kritik bzw. von emotionalem Überengagement (EOI) als HEE klassifiziert wurden, so ergeben sich differentielle Unterschiede: Die EE-kritische Gruppe zeigte auch in der realen Interaktion die meiste AS-Kritik (M = 4.4) und unterschied sich signifikant von der EOI- (M = 2.1) und NEE-Gruppe (M = 1.9). Die EOI-Gruppe wiederum zeigte signifikant am häufigsten AS-Gedankenlesen (M 7.1), gefolgt von der EE-Kritik-Gruppe (M = 5.0) und der NEE-Gruppe (M = 3.8).

Diese Studie erbrachte somit erste Hinweise, daß sich die negative Einstellung der Angehörigen zum Patienten auch in der realen Interaktion mit diesem widerspiegelt. Indirekte Hinweise in diese Richtung erbrachten auch zwei Studien, in denen die physiologische Erregung des Patienten während der Interaktion mit dem Schlüssel-Angehörigen untersucht wurde.

TARRIER, VAUGHN, LADER & LEFF (1979) untersuchten 21 schizophrene Patienten und verglichen sie mit 21 nach Alter und Geschlecht parallelisierten Kontrollpersonen. Die Untersuchung fand im Hause des Patienten statt. Gemessen wurden die Herzrate und die Veränderung der Hautleitfähigkeit (PGR) beim Patienten in folgender Versuchsanordnung: Zuerst während einer 15-minütigen Ruhepause, in der nur der Experimentator anwesend war, anschließend für weitere 15 Minuten, nachdem der NEE- oder HEE-Angehörige ins Zimmer gekommen war und in diesem Zeitraum mit dem Patienten ein Gespräch über dessen Krankheit und stationären Aufenthalt geführt hatte.

Folgende Ergebnisse zeigten sich: (a) Die Patienten hatten ein signifikant höheres Ausmaß an Spontanfluktuationen im PGR und auch einen höheren diastolischen Blutdruck. (b) In der Kontrollbedingung unterschieden sich Patienten mit NEE- und HEE-Angehörigen nicht, wohl aber während der Experimentalphase: Die

NEE-Gruppe adaptierte schnell nach Eintritt des Angehörigen, im Gegensatz zu den HEE-Patienten, die nicht adaptierten, d.h., deutliche Anzeichen autonomer Hypererregung zeigten.

Diese Ergebnisse konnten allerdings in einer Studie von STURGEON, TURPIN, KUIPERS, BERKOWITZ & LEFF (1984) an 30 schizophrenen Patienten nicht repliziert werden. Bei ähnlichem Versuchsablauf zeigten sich signifikante Unterschiede in der autonomen Erregung zwischen NEE- und HEE-Patienten, jedoch kein Effekt beim Vergleich von Kontroll- und Experimentalbedingung. Da die Sturgeon-Studie nicht im Hause des Patienten durchgeführt wurde und auch noch in anderen Punkten von der Tarrier-Studie abwich, kann nicht unbedingt von einer mißglückten Replikation gesprochen werden. Beide Studien zeigen auf jeden Fall deutlich, daß Patienten mit einem HEE-Angehörigen unter chronischem Stress (= autonome Hypererregung) stehen; die Ergebnisse stützen somit einige Annahmen des vorher dargestellten Vulnerabilitäts-Stress-Modells.

Die Studien zur Konstruktvalidität des EE-Maßes weisen offenkundig darauf hin, daß die negativen Einstellungen des Angehörigen sich auch in der realen Interaktion mit dem Patienten zeigen und bei diesem autonome Erregung zur Folge haben. Es bleiben jedoch noch viele Fragen offen, die in der Diskussion angesprochen werden sollen.

Therapie schizophrener Störungen

Betrachtet man die Geschichte der Familientherapie von Schizophrenen, so ist die Parallele zur Familieninteraktionsforschung augenfällig: Nach anfänglicher Begeisterung in den fünfziger und sechziger Jahren erfolgte ein linearer Rückgang der Publikationen. Klinisch wurden immer mehr andere Störungen familientherapeutisch behandelt, gleichzeitig aber wurden Familientherapeuten immer zurückhaltender, sich mit schizophrenen Familien auseinanderzusetzen (MCFARLANE, 1983) - und dies angesichts der Tatsache, daß sich Familientherapie eigentlich aus der Beschäftigung mit der Schizophrenie entwickelt hatte.

Seit kurzem ist nun das Interesse an der Behandlung schizophrener Familien wieder stark angewachsen. Dies ist zum einen auf die Ergebnisse der "Expressed Emotion"-Forschung zurückzuführen. Zum anderen gehen die verschiedenen Arbeitsgruppen in ihren Ansätzen von multifaktoriellen Konzepten wie dem Vulnerabilitäts-Stress-Modell aus und haben die eindimensionalen Verursachungsmodelle der früheren familientherapeutischen Ansätze aufgegeben.

Die einzelnen Ansätze, deren Effektivität in kontrollierten Experimenten nachgewiesen werden konnte (ANDERSON, HOGARTY & REISS, 1981; FALLOON, MCGILL & BOYD, 1984; GOLDSTEIN, RODNICK, EVANS, MAY & STEINBERG, 1978; LEFF, KUIPERS, BERKOWITZ, EBER-LEIN-VRIES & STURGEON, 1982), unterscheiden sich zwar in ihrem Vorgehen, haben aber eine Reihe von gemeinsamen Komponenten:

(a) Die Patienten wurden neuroleptisch behandelt.

(b) Die Interventionen sind relativ kurz (meistens zwischen 6 und 30 Sitzungen) und beginnen mit einer Phase, in der Informationen über Psychosen und Neuroleptikabehandlung gegeben werden.

(c) Der therapeutische Stil ist direkt und empathisch.

(d) Systemische Therapiekomponenten, insbesondere paradoxe Interventionen, werden vermieden und äußerst selten eingesetzt.

(e) Der Schwerpunkt des Vorgehens liegt auf dem Abbau von Kritik und emotionalem Überengagement der Familienmitglieder durch Vermittlung von entsprechenden Kommunikationsfertigkeiten und -regeln.

(f) Diese bilden die Grundlage für den Einsatz von effektiven Problemlösestrategien, mit deren Hilfe sich familiäre Konflikte vermeiden oder lösen lassen. Ziel ist der Abbau von sozialem Stress.

(g) Die Therapie ist nicht nur auf die Probleme des Patienten ausgerichtet, sondern versucht, die Lebensumstände aller Familienmitglieder zu verbessern, z.B. die Freiheitsräume des einzelnen zu vergrößern.

Die Unterschiede liegen vor allem in der Behandlungsform:
In der LEFF et al. (1982)-Untersuchung wurden nur die Familienangehörigen in die Therapie einbezogen und in Gruppen behandelt, während in den anderen drei Studien die Familien unter Einschluß des Patienten einzeln behandelt wurden. Darüberhinaus war die Dauer der Behandlung unterschiedlich: Bei GOLDSTEIN et al. (1978) und LEFF et al. (1982) kurzfristig (6-11 Sitzungen), bei ANDERSON et al. (1981) und FALLOON et al. (1984) langfristiger (ca. 30 Sitzungen).

Abbildung 2

Rückfallraten in der Schizophreniebehandlung
Familientherapie vs. Kontrollgruppe
Rückfall (%)
60
50
40
30
20
10
KG
FT
GOLDSTEIN et al.,
1978
(6 Monate)
LEFF et al.,
1982
ANDERSON et al.,
1981
FALLOON et al.,
1984
9 Monate

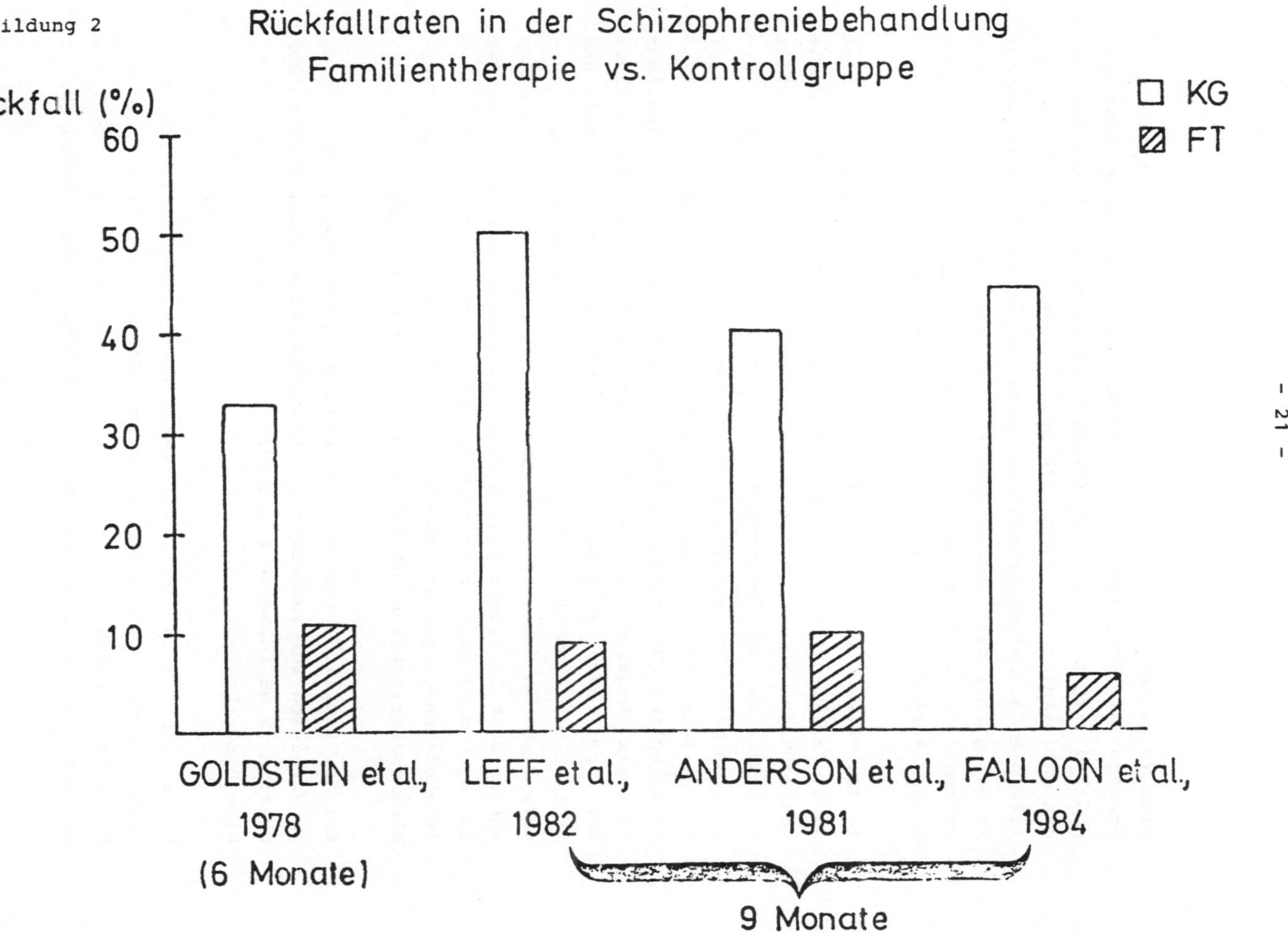

Die Vergleichbarkeit der Ergebnisse der vier kontrollierten Studien ist frappant: Die Rückfallraten nach sechs oder neun Monaten liegen bei den Kontrollgruppen zwischen 33 und 50%, bei den familientherapeutisch behandelten Gruppen zwischen 6 und 11%. Die Effektivität solcher familientherapeutischer Ansätze in bezug auf die Rückfallprophylaxe kann somit als erwiesen gelten. Diese Form der kombinierten Behandlung stellt einen großen Fortschritt in der Schizophreniebehandlung dar.

In der FALLOON et al. (1984)-Studie wurde untersucht, ob sich auch Familienvariablen aufgrund der Therapie ändern. Je 18 schizophrene Patienten mit HEE-Angehörigen wurden nach Zufall entweder familientherapeutisch oder individuell behandelt, d.-h., von einem Therapeuten ohne Einschluß der Familienmitglieder mit gleicher therapeutischer Intensität betreut. Alle erhielten Neuroleptika. Die verhaltensherapeutisch orientierte Familientherapie bestand aus mehreren Komponenten: Verhaltensanalyse der familiären Probleme, Information über Schizophrenie und Medikation, Kommunikations- und Problemlösetraining. Die Therpaie fand im Hause des Patienten statt. Neben anderen Maßen wurden auch familiäre Problemlösediskussionen vor der Therapie und nach drei Monaten erhoben und mit Hilfe des "Affective Style"-Kodierungssystems und eines Systems zur Erfassung der Problemlösefertigkeiten (DOANE et al., in press) ausgewertet.

Bei der familientherapeutisch behandelten Gruppe zeigten sich im Vergleich zur individuell behandelten eine signifikante Reduktion im AS-Summenwert und eine bedeutsame Erhöhung des Problemlöseverhaltens.

Damit einher ging auch eine deutliche Veränderung in der Einschätzung der subjektiven Belastung, die mit der Betreuung des Patienten verbunden war. Vor der Therapie fühlten sich ca. 75% der Familien durch den Patienten mittel oder stark belastet, 24

Monate danach waren es nur noch ca. 10%. Die entsprechenden Prozentsätze für die Gruppe der individuell behandelten Patienten betrugen 55 bzw. 45%.

Diese Ergebnisse machen deutlich, daß mit einer Familientherapie nicht nur Rückfälle verhindert werden und die Belastung der Familie verringert wird, sondern daß sich auch die "kritischen" Familienvariablen verändern lassen.

Diskussion

Die Forschung im Bereich der Interaktions-Therapie von Familien mit einem schizophrenen Patienten hat in jüngster Zeit große Fortschritte gemacht. Dies war vor allem mit einem Wandel in den Modellvorstellungen verbunden und bedeutet im wesentlichen die Aufgabe von Annahmen, die von schizophreniespezifischen Familienvariablen ausgingen. Die Ergebnisse der Familieninteraktionsforschung deuten darauf hin, daß die Entstehung und der Verlauf schizophrener Erkrankungen deutlich von einem negativen Familienklima beeinflußt werden. Insbesondere Kritik und emotionales Überengagement stellen Risikovariablen dar, die eine angemessene Kommunikation und ein effektives Problemlösen in der Familie verhindern. Durch familientherapeutische Maßnahmen kann das familiäre Klima entscheidend beeinflußt werden.

Trotz der eindrucksvollen Ergebnisse vor allem der "Expressed Emotion"-Forschung bleiben doch noch immer viele Fragen offen; die beiden wichtigsten sind:

(1) Welche Bedeutung hat das Verhalten des Patienten? Allen beschriebenen theoretischen Vorstellungen zur familiären Schizophrenieentwicklung ist gemeinsam, daß sie linear den

Angehörigen (explizit oder implizit) die Schuld an der Erkrankung bzw. dem Rückfall zuweisen (Marital schism, scapegoating, EE, CD, AS). Dies drückt sich auch darin aus, daß nur elterliche Variablen untersucht worden sind und dem Verhalten des Patienten keine Beachtung geschenkt wurde. Dies Denken ist eigentlich konträr zu den überwiegend systemischen Ansätzen, die ja eigentlich von einer circulären Kausalität ausgehen und - wenn überhaupt - dem Gesamtsystem "Familie" Schuld zuweisen.

Untersuchungen zu Patientencharakteristika zeigen zwar, daß es keine Beziehung von Symptomen und prämorbidem Verhalten und EE gibt; allerdings wurden bisher nur stark auffällige Verhaltensweisen, die kurz vor stationärer Aufnahme manifest waren, untersucht. Es ist jedoch durchaus denkbar, daß sich die HEE- von den NEE-Patienten schon sehr frühzeitig in ihrer Entwicklung unterscheiden, und zwar in bezug auf weniger auffällige, nicht psychopathologische Verhaltensweisen. Die Ergebnisse von WATT et al. (1982) deuten in diese Richtung. Danach unterschieden sich Risikokinder in der Schule von Kontrollkindern, indem sie als weniger freundlich, als unpopulärer und negativistischer geschildert wurden. Die negativen Einstellungen und Verhaltensweisen können demnach durchaus eine Reaktion auf das allgemein schwierige Kind sein; wahrscheinlicher ist jedoch, daß sich beide Variablenbereiche im Entwicklungsprozeß interaktiv bedingen.
Im allgemeinen muß betont werden, daß eine Stigmatisierung der Eltern therapeutisch und ethisch äußerst bedenklich ist, vor allem angesichts der Tatsache, daß den Familien, meist den Eltern, die Last der Betreuung aufgebürdet wird. Für die zukünftige Forschung ist unbedingt zu fordern, daß sowohl Angehörigen- als auch Patientenvariablen erhoben werden, vor allem wenn es um die Analyse von Interaktionen geht.

(2) Welche Variablen haben protektiven Einfluß? Bisher wurden fast ausschließlich negative Familienvariablen untersucht, und es ist nicht bekannt, durch welche rückfallprophylaktischen Faktoren sich die NEE-Angehörigen auszeichnen. Diese Familienmitglieder sind ja nicht gänzlich frei von Kritik und Gedankenlesen (MIKLOWITZ et al., 1984); deshalb kann vermutet werden, daß in diesen Familien andere positive Kommunikationsfertigkeiten eine Rolle spielen. Aufschlüsse hinsichtlich dieser Variablen wären aber entscheidend wichtig, um unser therapeutisches Instrumentarium noch weiter zu verbessern.

Literatur:

ANDERSON, C.M., HOGARTY, G. & REISS, D.J. The psychoeducational family treatment of Schizophrenia. In M.J. GOLDSTEIN (Ed.), New developments in interventions with families of Schizophrenics. San Francisco: Jossey-Bass, 1981.

BATESON, G., JACKSON, D.D., HALEY, J. & WEAKLAND, J. Towards a theory of schizophrenia. Behavioral Science, 1, 251-264, 1956.

BROWN, G.W., BIRLEY, J.L.T. & WING, J.K. Influence of family life on the course of schizophrenic disorders: A replication. British J. of Psychiatry, 121, 241-258, 1972.

DOANE, J.A. Family interaction and communication deviance in disturbed and normal families: A review of research. Family Process, 17, 357-376, 1978.

DOANE, J.A., FALLOON, I.R.H., GOLDSTEIN, M.J. & MINTZ, J. Parental affective style and the treatment of Schizophrenia: Predicting course of illness and social functioning. Archives of General Psychiatry, in press.

DOANE, J.A., WEST, K.L., GOLDSTEIN, M.J., RODNICK, E.H. & JONES, J.E. Parental communication deviance and affective style: Predictors of subsequent schizophrenia spectrum disorders in vulnerable adolescents. Archives of General Psychiatry, 38, 679-685, 1981.

ERLENMAYER-KIMMLING, L. Studies on the off-spring of two schizophrenic parents. In D. ROSENTHAL & S.S. KETY (Eds.), The transmission of Schizophrenia. New York: Pergamon Press, 1968.

FALLOON, I.R.H., McGILL, C.W. & BOYD, J.L. Family care of Schizophrenia. New York: Guilford Press, 1984.

GARMEZY, N. Children at risk: The search for the antecedents of Schizophrenia: II. Ongoing research programs, issues, and intervention. Schizophrenia Bulletin, 1, 55-125, 1974.

GOLDSTEIN, M.J. New developments in interventions with families of schizophrenics. San Francisco: Jossey-Bass, 1981.

GOLDSTEIN, M.J. Personal communication. 1984.

GOLDSTEIN, M.J., JUDD, L.L., RODNICK, E.H., ALKIRE, A. & GOULD, E. A method for studying social influence and coping patterns within families of disturbed adolescents. J. of Nervous and Mental Disease, 147, 223-251, 1968.

GOLDSTEIN, M.J., RODNICK, E.H., EVANS, J.R., MAY, P.R.A. & STEINBERG, M.R. Drug and family therapy in the aftercare of acute Schizophrenics. Archives of General Psychiatry, 35, 1169-1177, 1978.

HIRSCH, S.R. Eltern als Verursacher der Schizophrenie. Nervenarzt, 50, 337-345, 1979.

HOOLEY, J.M. Criticism and depression. Unpublished doctoral thesis, University of Oxford, Oxford, England, 1985.

JACOB, T. Family interaction in disturbed and normal families. A methodological and substantive review. Psychol. Bulletin, 82, 33-65, 1975.

JONES, J.E. Patterns of transactional style deviance in the TATs of parents of schizophrenics. Family Process, 16, 327-337, 1977.

KUIPERS, L. Expressed emotion: A review. British J. of Social and Clinical Psychology, 18, 237-243, 1979.

LEFF, J.P., KUIPERS, L., BERKOWITZ, R., EBERLEIN-VRIES, R. & STURGEON, D.A. A controlled trial of social intervention in the families of schizophrenic patients. British J. of Psychiatry, 141, 121-134, 1982.

LIDZ, T., FLECK, S., CORNELISON, A.R. & TERRY, D. The intrafamilial environment of the schizophrenic patient: II. Marital schism and marital skew. American J. of Psychiatry, 114, 241-248, 1957.

LIEM, J.H. Family studies of schizophrenia. An update and commentary. Schizophrenia Bulletin, 6, 429-455, 1980.

McFARLANE, W.R. Family therapy in schizophrenia. New York: Guilford Press, 1983.

MEDNICK, S.A. & SCHULSINGER, F. Some premorbid characteristics related to the breakdown of children with schizophrenic mothers. In D. ROSENTHAL & S.S. KETY (Eds.), The transmission of schizophrenia. New York: Pergamon Press, 1968.

MIKLOWITZ, D.J., GOLDSTEIN, M.J. & FALLOON, I.R.H. Premorbid and symptomatic characteristics of Schizophrenics from families with high and low levels of expressed emotion. J. of Abnormal Psychology, 92, 359-367, 1983.

MIKLOWITZ, D., GOLDSTEIN, M.J., FALLOON, I.R.H. & DOANE, J. Interactional correlates of expressed emotion in the families of schizophrenics. British J. of Psychiatry, 144, 482-487, 1984.

NORDMANN, E., SODEMANN, U., SCHENCK, K. & WOLF, M. Zum Stand der Familieninteraktionsforschung - methodische Überlegungen. In K. SCHENCK (Hrsg.), Familieninteraktion. Bedeutung in der psychiatrischen Diagnostik und Therapie. Neuss: Janssen, 1983.

NUECHTERLEIN, K.H. & DAWSON, M.E. A heuristic vulnerability/ stress model of schizophrenic episodes. Schizophrenia Bulletin, 10, 300-312, 1984.

OLBRICH, R. Expressed emotion (EE) und die Auslösung schizophrener Episoden: Eine Literaturübersicht. Nervenarzt, 54, 113-121, 1983.

SAMEROFF, A.J. & ZAX, M. Perinatal characteristics of the offspring of schizophrenic women. J. of Nervous and Mental Disease, 157, 191-198, 1973.

SINGER, M.T. & WYNNE, L.C. Principles for scoring communication defects and deviances in parents of schizophrenics: Rorschach and TAT scoring manuals. Psychiatry, 29, 260-288, 1966.

SPITZER, R.L., ENDICOTT, J. & ROBINS, E. Research diagnostic criteria (RDC) for a selected group of functional disorders. New York: Biometrics Research, 1978.

STURGEON, D., TURPIN, G., KUIPERS, L., BERKOWITZ, R. & LEFF, J. Psychophysiological responses of schizophrenic patients to high and low expressed emotion relatives: A follow-up study. British J. of Psychiatry, 145, 62-69, 1984.

TARRIER, N., VAUGHN, C., LADER, M.H. & LEFF, J. Bodily reactions to people and events in Schizophrenics. Archives of General Psychiatry, 36, 311-315, 1979.

VALONE, K., NORTON, J.P., GOLDSTEIN, M.J. & DOANE, J.A. Parental expressed emotion and affective style in an adolescent sample at risk for schizophrenia spectrum disorders. J. of Abnormal Psychology, 92, 399-407, 1983.

VAUGHN, C.E. & LEFF, J.P. The influence of family and social factors on the course of psychiatric illness. British J. of Psychiatry, 129, 125-137, 1976.

VAUGHN, C.E., SNYDER, K.S., FREEMAN, W.E., JONES, S., FALLOON, I.R.H. & LIBERMAN, R.P. Family factors in schizophrenic relapse: A replication. Schizophrenia Bulletin, 8, 425-426, 1982.

WATT, N.F., GRUBB, T.W. & ERLENMAYER-KIMMLING, L. Social, emotional, and intellectual behavior at school among children at high risk for schizophrenia. J. of Consulting and Clinical Psychology, 50, 171-181, 1982.

WENDER, P.H., ROSENTHAL, D. & KETY, S.S. A psychiatric assessment of the adoptive parents of schizophrenia. In D. ROSENTHAL & S.S. KETY (Eds.), The transmission of schizophrenia. New York: Pergamon Press, 1968.

WYNNE, L.C., RYCKOFF, I., DAY, J. & HIRSCH, S. Pseudomutuality in the family relations of schizophrenics. Psychiatry, 21, 205-220, 1958.

ZUBIN, J. & SPRING, B. Vulnerability - a new view of schizophrenia. J. of Abnormal Psychology, 86, 103-126, 1977.

INTERAKTIONSPROZESSE BEI SCHIZOPHRENEN

Bericht über
die theoretischen und methodischen Grundlagen eines Forschungsprojektes

von

HANS, G., KRAUSE, R., STEIMER, E.

1. Theoretische Einbettung des Forschungsprojektes

1.1. Einleitung

Es handelt sich um das zweite größere Projekt im Rahmen eines Ansatzes, der sich anheischig macht, den spezifischen interaktiven Anteil bestimmter Störungsbilder zu kartographieren (KRAUSE, 1981). Das erste Projekt, in der eine Gruppe von Stotterern untersucht wurde, ist abgeschlossen; beim zweiten haben wir mit der Datenaufnahme begonnen. Große Teile unserer Überlegungen stammen aus der psychoanalytischen Neurosenlehre und deren Theorie der Technik. Wir versuchen allerdings eine Methodologie zu verwenden, die radikaler empirisch ist, als es gemeinhin in diesem Bereich der Fall ist. Wir benutzen nämlich vorläufig keine Ratingverfahren, sondern wollen den Prozeß der Datenregistrierung und Verarbeitung von dem der Inferenzbildung, soweit dies möglich ist, trennen. Dafür haben wir gute Gründe.

1.2. Der Übertragungsbegriff

Alle unsere Arbeiten stützen sich auf einen einerseits erweiterten, andererseits eingeengten Übertragungsbegriff. Wir meinen, es sei ein Kennzeichen aller psychisch Gestörten, daß sie versuchen, in manchen, vielen oder allen Sozialpartnern relativ stabile gleichbleibende Themata, Handlungsbereitschaften, Gefühle und Phantasien zu induzieren. Der Prozeß der Induktion ist im allgemeinen weder bewußt noch intendiert, aber er wird auch nicht auf parapsychologischem Wege erfolgen, sondern auf der Grundlage einer uns noch relativ unbekannten "Psychophysik" sozialer Interaktionen.

Aufgrund der eigenen Vorarbeiten und denjenigen anderer Autoren (HARDIN, 1978, WALLBOTT, 1982, ELLGRING, 1983) kann man allerdings jetzt schon feststellen, daß die uns interessierenden Verhaltensweisen hauptsächlich im nonverbalen Bereich und auf der Mikroebene zu lokalisieren sind, vorausgesetzt, man unterteilt den Verhaltensstrom einer sozialen Interaktion einerseits in sprachlich, nichtsprachlich und andererseits in eine Makro-, Mikro-und Molar-Ebene. Dies wird in Abschnitt drei deutlich werden.

Übertragung definieren wir vorläufig als einen spezifischen Satz von Verhaltensweisen, mit denen Sozialpartner dazu gebracht werden, sich konkordant zu spezifischen unbewußten Erwartungen zu verhalten. Wir gehen davon aus, daß die Anzahl prinzipiell möglicher Übertragungstypen beschränkt ist und klammern vorerst folgende theoretischen Fragen aus:

a) Werden die Sozialpartner als Objekte oder als Selbstobjekte perzipiert? Die mentalen Grenzen müssen sich also nicht mit den physikalischen decken.

b) Wie kommen die unbewußten Erwartungen zustande?

c) Handelt es sich bei den Erwartungen um Befürchtungen, Hoffnungen oder Triebwünsche? Wir wollen uns also nicht auf die Kontroverse einlassen, ob hinter dem Wiederholungszwang Hoffnung auf Befriedigung oder Befürchtung vor der Neuauflage des traumatischen Erlebnisses oder beides zugleich zu finden wäre (WEISS & SAMPSON, o.J.).

Diese Begrenzung unserer Fragestellungen hat nicht nur Nachteile. Sie erlaubt es vielleicht, jenseits der psychiatrischen Nosologie, so etwas wie formale Kriterien für psychische Abweichungen anhand der beobachtbaren Übertragungshaltungen zu entwickeln.

Nach unseren Vorstellungen entwickeln wir alle fortlaufend Übertragungen. Dazu bedarf es keiner Übertragungsneurose. Die Übertragungsneurose der Psychotherapien ist ein nützliches aber auch gefährliches Artefakt der psychotherapeutischen Situation (GILL, 1984). Im klinischen Alltag gehen wir davon aus, daß es so etwas wie ubiquitäre Übertragungsneigungen gibt und benutzen demzufolge bereits im Erstinterview bestimmte interaktive oder sogenannte "szenische Informationen" (ARGELANDER, 1961, LORENZER, 1983) für sehr weitreichende Schlußfolgerungen über vergangene und zukünftige Entwicklungen. Die gewonnenen Informationen haben mit der Psychologie des ersten Eindrucks wenig zu tun, denn wie noch zu zeigen sein wird, kann man sie nur unter bestimmten sozialen und inneren Randbedingungen sammeln, welche mit den Alltagshandlungen nicht vergleichbar sind (ARGELANDER, 1979).

1.3. Allgemeine Dimensionen gestörter Interaktionen

Zur Beschreibung und Charakterisierung der Schwere einer Störung schlagen wir, abgeleitet aus den Erfahrungen des ersten Projektes und aus anderen Vorarbeiten (z.B. MOSER, 1984, von ZEPPELIN, 1984), die folgenden formalen Gesichtspunkte vor. Sie sind auch auf psychiatrisch Gesunde anwendbar. So wären etwa bei den Angehörigen schizophrener Patienten ähnliche Kennwerte zu erwarten wie bei den Patienten selbst.

a) Je weniger Übertragungsmuster aus dem prinzipiell schon begrenzten Repertoire möglich sind, desto gestörter. Beispielsweise mögen nur narzißtische Beziehungen möglich sein.

b) Je mehr Personen in ein immer gleiches Übertragungsmuster hineingerissen werden, desto gestörter.
Man kann dies wahrscheinlich nicht unabhängig erfassen, aber es sollten prinzipiell individualspezifische Kennwerte feststellbar sein, die angeben, wieviel spezifische Übertragungsmuster (1 bis x) bei wieviel verschiedenen Personen (1 bis y) beobachtbar sind.

c) Je größer die Veränderungsbeträge im Verhalten des Sozialpartners sind, die nach begonnener Interaktion von diesem verlangt werden, desto gestörter.
Während der Kennwert a am Indexpatienten ermittelt werden kann, müssen für b + c beide Sozialpartner beobachtet werden. Als Beispiel einer möglichen Operationalisierung möge die folgende Beobachtung dienen. In Interaktionen von Normalen ist für die durchschnittliche Rededauer der folgende Stabilitätswert kennzeichnend: $r = 0.35$. Der Rest an Varianz wird durch die Situation, den Partner und das Thema erklärt. Bei dem von uns untersuchten Störungsbild der Stotterer steigt die Stabilität auf $r = 0.72$., d.h. die Varianzauf-

klärung durch Kenntnis der Situation, des Themas und des Gesprächspartners ist nicht mehr möglich. Einzig die Person des Redenden erklärt alles. Dies ist möglicherweise bei allen schweren Störungen so.

1.4. Inhaltliche Kennzeichen gestörter Interaktionen

Neben diesen formalen Gesichtspunkten, in denen die sogenannten frühen Störungen (Psychosen, Borderline, pathologischer Narzißmus) schlecht abschneiden sollten, gibt es noch einen inhaltlichen Gesichtspunkt, den wir für unverzichtbar halten.

Wir meinen nämlich, in Übereinstimmung mit WUNDT (1911), OSGOOD & SEBEOK (1965), MEHRABIAN (1972) und aufgrund eigener Vorarbeiten (KRAUSE, 1984), daß jede soziale Interaktion fortlaufende Regulierungen der Intimitäts-, Macht- und Aktivitätsverteilung erfordert, wobei wir nicht ausschließen, daß es auch andere Regulierungsgesichtspunkte gibt. Weiter gehen wir davon aus, daß Abweichungen in der Regulierungsfähigkeit der drei Dimensionen dem Schweregrad von Störungsbildern zugeordnet werden können. Danach sollten die frühen Störungen (Psychosen, Borderline und pathologischer Narzißmus) durch Defizienzen in der Intimitätsregulierung zu kennzeichnen sein, weil diese Befähigung vor allen anderen erworben oder nicht erworben wird. Hier ergeben sich eine Reihe von Querverbindungen zum Konzept der Grenzenstörungen aus der Familien- und Systemtheorie (WYNNE & SINGER, 1965 und LIDZ & FLECK, 1979). Beide konnten zeigen, daß die Interaktionen in Familien mit einem Schizophrenen sich durch regelhafte und systematische Verletzungen der Generations- und Geschlechtsgrenzen charakterisieren lassen (JORASCHKY, 1984). Demzufolge wird das Fehlen von stabilen Selbst- und Objektrepräsentanzen in Zusammenhang mit den instabilen Verhaltensmustern der primären Bezugspersonen, der späteren Introjekte, gesehen. Instabilität von Selbst- und Objektrepräsentanzen verlangt als Abwehr eine Reduktion der Einflußmöglichkeiten durch das Objekt. Dies kann intern geschehen durch den Prozeß, den die Psychoanalyse Besetzungsabwehr (vgl. MOSER, 1978) genannt hat, indem das Objekt durch innere mentale Transformationsvorgänge in seiner Bedeutsamkeit für das Selbst herabgemindert wird. Wir haben die Hypothese, daß sich der externe Anteil dieser Abwehr, die Reduktion der Einflußmöglichkeiten durch das Objekt, interaktiv in einer gestörten Intimitätsregulierung widerspiegelt. Demgegenüber scheinen die inhaltlichen Kennzeichen gestörter Interaktionen bei sogenannten Zwangscharakteren und - neurosen eher in typischen Abweichungen der Macht-/Ohnmachtsverteilung zu liegen.

Obgleich die Befähigung zur Machtregulierung entwicklungspsychologisch später erfolgt als die der Intimitätsregulierung, impliziert eine Störung der Intimitätsregulierung nicht automatisch eine solche bezüglich der Machtregulierung. Es ist vielmehr möglich, wie psychoanalytische Entwicklungspsychologen (z.B. MAHLER, 1978) hervorgehoben haben, daß eine frühe Störung in der Entwicklung eines kohärenten Selbst durch die Hypertrophie einer später sich entwickelnden Ichfunktion teilweise ausgeglichen werden kann, daß z.B. eine gestörte Intimitätsregulierung durch eine Hypertrophie der Machtregulierung kompensiert wird. Dies kann man sich psychoanalytisch folgendermaßen erklären: Der Sozialpartner bzw. das Objekt, das als Partial- oder Selbstobjekt wahrgenommen wird, muß manipuliert und beherrscht werden, weil das Zugeständnis von eigenständigen Aktivitätsmustern an den Partner dessen Status als Selbstobjekt verletzen würde. Die Manipulation kann durch eine Verfeinerung und einen Ausbau der Machtregulierung geschehen, allerdings auch durch andere Verhaltensweisen. Bei den von uns untersuchten Patienten dürfte diese Art von Kombination eher selten auftreten, d.h. wir vermuten, daß die grundlegende Schwierigkeit in der Distanz-/Näheregulierung immer sichtbar sein wird.

2. Methodologische Konsequenzen dieses Ansatzes

2.1. Definition der Untersuchungseinheit

Die meisten Kennwerte, von denen wir gesprochen haben, sind nur relational erfaßbar, d.h. wir müssen immer zwei Personen als Untersuchungseinheit wählen. Die kleinste Einheit ist die Dyade. Die individuellen Kennwerte sind dann durch Angabe der Verursachungsrichtung von Veränderungen in der Dyade zu beschreiben. Dies wird natürlich teilweise beliebig bleiben.

2.2. Situative Repräsentativität

Wir müssen soziale Situationen schaffen, die eine sichtbare Übertragungsentwicklung im Verhaltensrepertoire beider Interaktanden fördern bzw. gestatten. Damit scheiden folgende Gruppen von sozialen Situationen aus:

a) Interviews und Psychotherapiesitzungen, weil die Experten zwar die Übertragungsmechanismen teilweise wahrnehmen, aber nicht handlungsrelevant werden lassen.

b) Stark restringierte soziale Begegnungen, in welchen mehr oder minder starre Rollenzuweisungen vorliegen, z.B. Arzt-Patient-Situation. Hier wird die Übertragungsneigung situativ ritualisiert und kanalisiert. Es sind also kaum Aussagemöglichkeiten über die Einzelpersonen möglich, es sei denn, es kommt zu Regelverletzungen.

c) Interaktionen in der Primärfamilie. Sie scheiden deshalb aus, weil sie keine Übertragungen sind, sondern die Ursprungsmatrix für die Übertragungen darstellen. Für Übertragungsprozesse, die sich an fremden Interaktionspartnern konkretisieren, gelten gewiß ganz andere Verhaltenschoreographien als für jene in der Primärfamilie, in der die Partner sich gegenseitig für die Stabilität des Verhaltens belohnen.

d) Situationen, in denen ein falsches oder echtes Vorwissen über die Diagnose einer Person vorliegt. Sie sind deshalb ungeeignet, weil wir vermuten, daß das Wissen über eine Erkrankung beim Interaktionspartner unspezifische oder auch krankheitsspezifische Übertragungshaltungen mobilisiert. Es scheint z.B. eine Art von Verhaltenskodex gegenüber Stigmatisierten und Kranken zu geben, der etwas mit dem unterstützend-infantilisierenden Verhalten von Eltern gegenüber ihren Kindern zu tun hat. Eine andere Variante könnte in ängstlich-abweisendem Verhalten bestehen. Die genaue Untersuchung des Einflusses von Vorwissen auf den Interaktionsverlauf stellt ein Teil unseres Forschungsprojektes dar.

Während die beiden oben erwähnten Probleme (2.1., 2.2.) durch die Wahl eines entsprechenden experimentellen Settings und Designs angehbar scheinen, ist das dritte Problem, nämlich Verhaltensweisen zu definieren, die als indikativ für bestimmte Übertragungsmuster gelten können, nicht so einfach zu lösen. Die Vorstellungen darüber, wie wir dieses Bedeutungsproblem zu lösen versuchen, sollen nun im nächsten Abschnitt besprochen werden.

2.3. Das Bedeutungsproblem

Die Frage, welche Verhaltensweisen für Übertragungsprozesse indikativ sind, führt zunächst zu dem Problem, auf welche Weise der komplexe Verhaltensstrom, dem wir in Interaktionen begegnen, sinnvoll zu segmentieren ist.

In der Literatur hat sich gemeinhin ein Multikanalmodell des Interaktionsverhaltens durchgesetzt (siehe Abbildung 1), in welchem das Verhalten nach sogenannten Kanälen beschrieben wird. Die Gliederung entlang von Kanälen stützt sich auf die organisierten sozialen Signalsysteme der Körperperipherie als Ordnungsgesichtspunkte. Man spricht z.B. vom Gesicht als Kanal.

Abbildung 1

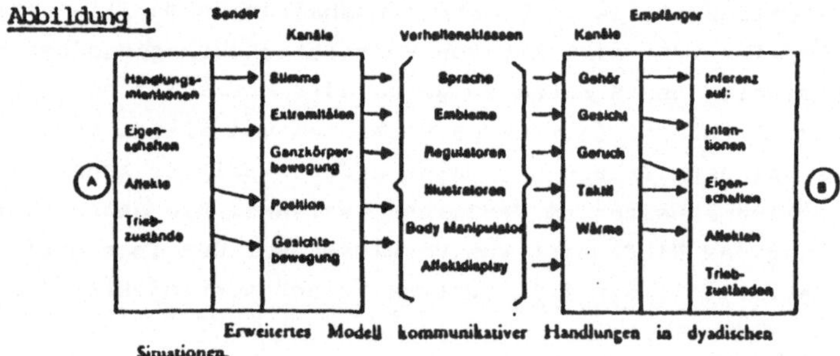

Erweitertes Modell kommunikativer Handlungen in dyadischen Situationen.

Diese Gliederung wird vor allem von der "funktionalistischen" Forschungsrichtung (siehe HARPER, WIENS & MATARAZZO, 1978) als Grundlage benutzt, um der Frage nachzugehen, welche Arten von nonverbalen Verhaltensweisen mit welchen Intentionen und Gefühlen verbunden sind. Die am häufigsten verwendete Forschungsstrategie besteht darin, experimentell eindeutige Intentionen bzw. Gefühle zu erzeugen, um dann anschließend die korrespondierenden nonverbalen Handlungsmuster zu entdecken. Dieses Paradigma ist sicher für die Beschreibung von Verhaltens- und Handlungsabläufen nützlich, deckt aber nicht notwendigerweise die psychologisch relevante Organisationsstruktur des Dialogs, worauf wir im folgenden eingehen werden.

Die Suche nach Indikatoren für Übertragungsprozesse bedingt eine entgegengesetzte Erkenntnisposition als bei der vorher erläuterten experimentellen Forschung. Wir müssen von einem gegebenen Verhaltensstrom ausgehen und die dahinter liegenden Intentionen suchen. Von einer psychoanalytischen Perspektive her gibt es dabei folgende wesentliche Überlegung zu berücksichtigen:

Bei der Betrachtung eines interaktiven Handlungsstroms können wir nicht von einer einheitlichen Intention ausgehen, vielmehr müssen mehrere Sinn- und Handlungsebenen gleichzeitig angenommen werden. Dies impliziert zweierlei:

Erstens kann das Zusammenfließen von verschiedenen Motiven und Zielen in einer Handlung dieser einen hohen Verdichtungsgrad geben.

Zweitens ist anzunehmen, daß die unterschiedlichen Intentionen verschiedene Bewußtseinsgrade haben.

In der psychoanalytischen Praxis und Forschung geht man aus naheliegenden Gründen vor allem von der gesprochenen Sprache aus, um nach unbewußten Intentionen und Bedeutungen zu suchen. Besonders Lücken oder Brüche in der Sprache gelten als kritische Ereignisse (ARGELANDER, 1982), um unbewußte Bedeutungen zu ergründen. Ein klassisches Beispiel für die Inferenz zweier Handlungsintentionen ist der Versprecher.

Wir gehen davon aus, daß die semantische Analyse des Gesprochenen als einzige Informationsquelle für das Übertragungsgeschehen nicht ausreichend ist, daß es vielmehr auch andere Informationsquellen für bewußte wie unbewußte Bedeutungen und Intentionen gibt, nämlich die verschiedenen nonverbalen Kommunikationskanäle. Dies konnte durch die bisherige Erforschung des nonverbalen Verhaltens belegt werden. Es liegen jedoch keine empirischen Ergebnisse darüber vor, welche der verschiedenen Kanäle der bewußten Steuerung unterliegen und welche unbewußte Botschaften bzw. das szenische Arrangement steuern. Es gibt lediglich Befunde darüber, daß bei nicht konfliktuösen Botschaften mit einer hohen Redundanz über die Kanäle zu rechnen ist, d.h. daß eine Botschaft sich in mehreren Kanälen gleichzeitig darstellt. Bei Aktualisierung eines Konflikts bricht diese Redundanz zusammen, die Botschaften zwischen den Kanälen (EKMAN, 1956) oder innerhalb eines Kanals widersprechen sich. In der Mimik z.B. sind die von HAGGARD & ISAACS (1966) festgestellten "micro-momentary-expressions" Indikatoren für konfliktuöse Zustände.

Wir sind also der Meinung, daß der Zusammenbruch von Redundanz sowohl innerhalb eines Kanals als auch über die Kanäle hinweg ein erstes Suchkriterium für Konflikte und damit auch für unbewußte Botschaften darstellt.

Allerdings wäre es naiv zu behaupten, daß das nonverbale Verhalten immer und direkt innere Befindlichkeiten widerspiegeln würde. Es mag zwar noch im Säuglingsalter zutreffen, daß stimmliche und mimische Ausdrucksmuster eine ikonische, feste Zuordnung zu bestimmten Affekten und Intentionen erlauben. Im Laufe der Sozialisierung ist es aber offensichtlich so, daß nonverbale Ausdrucksmuster auch als symbolische Zeichen eingesetzt und benutzt werden, d.h. daß sie auch anderes als affektive Zustände bezeichnen.

Desweiteren ist es eine relativ gesicherte Erkenntnis, daß mit steigendem Öffentlichkeitsgrad eines Kommunikationskanales der Kontroll- und Abwehraufwand größer wird. Die gesprochene Sprache unterliegt einer höheren Kontrolle als die Mimik. Die Mimik wird wiederum besser kontrolliert als die Extremitäten.

Wir sind also mit dem Problem konfrontiert, herauszufinden, was ein sogenannter echter Affektaustausch ist. Die Unterscheidung eines echten bzw. unechten Affekts und damit die Aussagemöglichkeit über innere Befindlichkeiten ist nach der bisherigen Forschung (EKMAN, 1982) am ehesten bei mimischen Expressionen möglich. Beispielsweise scheinen verlaufsimmanente Kriterien von mimischen Expressionen (onset, apex, offset) solche Unterscheidungen zu erlauben.

Darüber hinaus ist es für die Mimik gelungen, kleinste bedeutungstragende Einheiten, die sogenannten "action-units", im Sinne diskreter Zeichen über die innere Befindlichkeit des Senders zu bestimmen. Innerhalb der anderen nonverbalen Kanäle ist diese Zuordnung zwischen Zeichen und Bezeichnetem (mit Ausnahme der parasprachlichen Stimmqualität) bisher in dieser Eindeutigkeit noch nicht erfolgt.

Aus diesem Grunde werden wir in unseren Analysen von den "action-units" als kleinsten bedeutungstragenden Einheiten ausgehen. Wir wählen also die Mimik als Startpunkt für unsere Multikanalanalysen, weil sie nach unseren Vorstellungen den direktesten Zugriff auf das Affektsystem erlaubt. Von diesem Startpunkt ausgehend sollen dann die Verhaltensweisen in den anderen Kommunikationskanälen innerhalb eines zu definierenden Zeithofes hinsichtlich ihrer kommunikativen Bedeutung analysiert werden.

Fassen wir zusammen: Bei der Suche nach Indikatoren für Übertragungsprozesse haben wir unsere Suchstrategie zuerst einmal vom verbalen auf das nonverbale Verhalten ausgedehnt und haben innerhalb des nonverbalen Verhaltens die Mimik, wegen ihrer direkten Verknüpfung zum Affektsystem, herausgestellt. Die Bedeutung der Affekte aber liegt nun darin, daß insbesondere die nonverbalen Affektsignale einen erheblichen Beitrag zur Beziehungsregulierug in Interaktionen leisten. Demzugrunde liegt die Auffassung, daß Affekte funktional als selbst- und fremdmotivierende Systeme verstanden werden können, oder wie SCHERER (1984) schreibt:

"- They reflect the evaluation of the relevance and signicance of particular stimuli or stimulus configurations in the situation in terms of the organism's needs, plans and preferences (and thereby play a major role in learning),

- they prepare the organism for appropriate action both physiologically and psychologically,

- they communicate, via various modalities of expression, the organism's state and behavioral intentions to other organisms in the surroundings."

Im nächsten Abschnitt folgen erste Hypothesen darüber, wie wir uns das Zusammenspiel zwischen affektivem Ausdruck und interaktiver Regulierung vorstellen.

3. Design, Setting und Hypothesen

Bevor wir auf die Hypothesen eingehen, soll der Rahmen, in welchem die Untersuchung stattfinden wird, d.h. Design und Setting, erläutert werden.

Wie bereits dargestellt, sind sowohl die formalen wie inhaltlichen Kennwerte zur Beschreibung der Schwere einer Störung nur relational bzw. dyadisch erfaßbar. Aus diesem Grunde ist unser Design aus verschiedenen Dyadentypen zusammengesetzt:

Dyadentyp 1:	"Normaler"	-	"Normaler"
Dyadentyp 2:	fehlinformierter "Normaler"	-	fiktiver Schizophrener
Dyadentyp 3:	informierter "Normaler"	-	nicht hospitalisierte Schizophrene hospitalisierte Schizophrene
Dyadentyp 4:	nicht-informierter "Normaler"	-	Schizophrener
Dyadentyp 5:	nicht-informierter "Normaler"	-	Depressiver

Bei diesem Design werden 3 Faktoren variiert, nämlich Psychopathologie, Wissen um die Diagnose, Hospitalisierung, deren Einfluß auf das interaktive Geschehen durch den Vergleich der verschiedenen Dyadentypen festgestellt werden soll.

Dyadentyp 1 gibt Auskunft über das Interaktionsverhalten "Normaler" in unserem Setting (Kameras, Interaktionsthema etc.) und dient gleichzeitig als Kontrollgruppe für Dyadentyp 2, 4 und 5.

In Diadentyp 2 und 3 soll der Stigmatisierungseinfluß untersucht werden.

Dyadentyp 2 soll ermöglichen, Verhaltensänderungen auf seiten des "Normalen" zu untersuchen, die durch das Wissen um die Diagnose zustandekommen.

Dyadentyp 3 wurde in das Design aufgenommen, da wir davon ausgehen, daß sich die Reaktionen eines "fiktiven" und "real" Schizophrenen auf die Verhaltensweisen eines informierten Partners unterscheiden und in Folge davon auch der Interaktionsverlauf und die gegenseitige Regulierung der Partner. Andererseits ermöglicht der Vergleich zwischen Dyadentyp 3 und 4 festzustellen, welchen Einfluß das Wissen um die Diagnose auf das Interaktionsverhalten beider Partner hat.

Dyadentyp 4 soll darüber Auskunft geben, welche Veränderungen im interaktiven Verhalten aufgrund der schizophrenen Pathologie unbeschadet eines Vorwissens auf seiten des Partners auftreten.

Dyadentyp 5 dient als psychiatrische Kontrollgruppe zu Dyadentyp 4. Der Vergleich der Gruppen 1, 4 und 5 soll die schizophreniespezifischen Interaktionsveränderungen gegenüber solchen, die entweder unspezifische Krankheitsveränderungen darstellen oder für die Gruppe der Psychosen kennzeichnend sind, aufzeigen. Der Einfluß der Hospitalisierung wird in Dyadentyp 3 untersucht; verglichen werden jeweils 5 Interaktionen mit hospitalisierten Schizophrenen und 5 Interaktionen mit nicht hospitalisierten Schizophrenen.

Jeder Dyadentyp umfaßt 10 Paare, wobei sich die jeweiligen Interaktionspartner nicht kennen.

Was den Untersuchungsablauf betrifft, so erhalten die Versuchspersonen zuerst einmal nur die Information, daß es sich um eine Untersuchung zum Diskussionsverhalten handelt. Sie werden gebeten, sich in ca. 20 Minuten auf die wichtigsten politischen Probleme, die in nächster Zeit in der BRD gelöst werden müssen, zu verständigen.

Dabei ist folgendes Setting für die Video- und Tonbandaufzeichnungen vorgesehen:

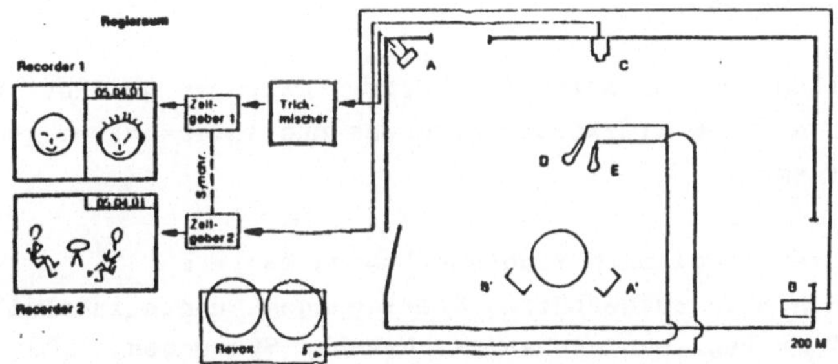

Setting des Beobachtungsverfahrens sowie Video- und Tonbandaufzeichnungsmodalitäten

Kameras A und B, jeweils mit einem fernsteuerbaren Zoom versehen, nehmen die Gesichter A' bzw. B' en face auf. Diese Aufnahmen werden zusammen mit einer auf 1/100 sec. genauen Digitaluhr mittels eines Trickmischers auf einen Monitor und ein Videoband gespeist. Kamera C nimmt beide Interaktanden in voller Größe auf und wird auf Videorecorder 2 gespeichert. Ein 2. Zeitgeber versieht dabei diese Aufnahme mit einer Digital-Zeitangabe synchron zum 1. Recorder. Zusätzlich wird der Ton mittels den Richtmikrophonen D und E, die an der Decke angebracht sind, auf ein separates Vierspur-Revox-Gerät aufgenommen. Diese Versuchsanordnung, nach langen Vorversuchen entstanden, ist ein optimaler Kompromiß zwischen Kosten und notwendiger Präzision der Datenerhebung für diese Art von Fragestellungen.

Das Setting und speziell das Interaktionsthema wurden gewählt, weil sie zum einen bereits Anwendung in der Stottereruntersuchung fanden und darum einen Vergleich zu dieser Untersuchung zulassen, zum anderen bietet unserer Meinung nach eine politische Diskussion für die einzelnen Interaktanden die Möglichkeit, den Grad ihres Involvements selbst zu bestimmen.

Die unter den obigen Randbedingungen - Setting, Thema, unbekannter Partner - hergestellten Filme stellen das Ausgangsmaterial zur Abklärung unserer Hypothesen dar. In den verschiedenen Hypothesen werden jeweils verschiedene Analyseebenen fokussiert, die des Individuums, der Dyade oder der Krankheitsgruppe. In diesem Sinne sind sie nicht unabhängig voneinander und die Ergebnisse müssen deshalb für die Theoriebildung wieder verbunden werden.

Hier sollen nun vor allem jene Fragestellungen genannt werden, die sich mit dem affektiven Ausdruck und interaktiver Regulierung befassen.

Unsere diesbezüglichen Fragestellungen basieren

a) auf den oben ausgeführten Überlegungen zu den inhaltlichen und formalen Kennzeichen psychischer Störungen,
b) auf der Beschreibung der affektiven Störungen bei Schizophrenen in der psychiatrischen Literatur, z.B. "Störung des gemütlichen Rapports" (BLEULER, 1969, SCHNEIDER, 1971).
c) auf psychoanalytischen Erläuterungen zur Gegenübertragung (SEARLES, 1974) in Interaktionen mit Schizophrenen, insbesondere des Praecox-Gefühls (WINKLER, 1971).
d) Auf persönlichen Erfahrungen während Behandlungen.

Daraus ergaben sich folgende offene Fragen:

Erstens, welcher Art ist die Gefühlsreaktion des Gesprächspartners auf den Schizophrenen und wie variiert diese bei unterschiedlichem Vorwissen zur Diagnose?

Zweitens, wodurch werden diese Gefühlsreaktionen ausgelöst? Diese Frage muß unter 2 Blickwinkeln untersucht werden:

a) Gibt es schizophreniespezifische Abweichungen der internen Struktur des affektiven Ausdrucksverhaltens, worin besteht z.B. der in der psychiatrischen Literatur beschriebene "inadäquate Affekt"?

b) Gibt es spezifische Abweichungen im dyadischen Austauschprozeß, was bedeutet z.B. "Störung des gemütlichen Rapports"?

Ausgehend von diesen Fragen vermuten wir drei Störungstypen für das Affektsystem, welche wir in erster Linie durch die Analyse der Mimik (siehe 2.3.) feststellen wollen.

a) In Nachfolge der Arbeiten von HEIMANN & SPOERRI (1957; 1966) vermuten wir bezüglich der Struktur des mimischen Ausdrucksverhaltens von Schizophrenen Besonderheiten in Form episodischen Gestaltzerfalls und veränderter Affektmodulierung.

   Mit Gestaltzerfall ist zweierlei gemeint:

   - einmal die Veränderung der zeitlichen Verlaufsstruktur der Affekt-Displays, d.h. onset, apex und offset der "action-units".
   - zum anderen Veränderungen in der Organisationsstruktur zwischen rechter und linker bzw. oberer und unterer Gesichtshälfte. Hier vermuten wir gehäufte Asymmetrie- und Lateralitätserscheinungen.

   Was die Affektmodulierung betrifft, so erwarten wir Störungen in den individuellen Übergangswahrscheinlichkeiten der Affektzustände, operationalisierbar durch die Abfolge der einzelnen "action-units".

b) Eine Störung in den dyadischen Austauschprozessen sollte darin bestehen, daß die Affektverschaltungen bzw. dyadischen Übergangswahrscheinlichkeiten Veränderungen aufweisen. Demzufolge sollte eine Störung in der Intimitätsregulierung unter anderem dadurch sichtbar werden, daß eine Affektansteckung bzw. -übernahme in der Interaktion vom schizophrenen Partner vermieden wird. Eine Affektübernahme würde die ohnehin schwachen Systemgrenzen bedrohen.

c) Weitere Indikatoren für eine Störung der Intimitätsregulierung sollten darin liegen, daß analog zur psychiatrischen Beschreibung der Gefühlskälte und Distanz von Schizophrenen die mimische Variabilität und Komplexität einerseits eingeschränkt ist, andererseits bei für die Identität bedrohlichen Augenblicken "micro-momentary-expressions" der Wut und Angst auftreten.

Abgesehen von diesen mimischen Besonderheiten erwarten wir folgende Veränderungen im interaktiven Verhalten als Kennzeichen für die Störung in der Intimitätsregulierung.

Wir vermuten im Verhalten von Schizophrenen generell eine größere Inputkontrolle, die sich in massiver Reduktion des gesamten Zuhörerverhaltens zeigen sollte, z.B. weniger Blickzuwendung beim Zuhören, weniger "back-channel-Signale" (DUNCAN & FISKE, 1977) mehr Kopf- und Körperabwendungen, längere Gesprächspausen.

Eine weitere Möglichkeit, Nähe zu vermeiden, sollte in einem weitgehenden Verzicht auf Synchronisierung und rhythmischen Readaptationen im gesamten nonverbalen Verhalten liegen.

Wir hoffen, durch die Abklärung dieser und weiterer Hypothesen Aufschlüsse über das Übertragungsgeschehen in Interaktionen mit Schizophrenen zu gewinnen.

Literatur:

ARGELANDER, H.: Das Erstinterview in der Psychotherapie. Wissenschaftliche Buchgemeinschaft Darmstadt, 1961.

ARGELANDER, H.: Die kognitive Organisation psychischen Geschehens. Stuttgart: Klett-Cotta, 1979.

ARGELANDER, H.: Der psychoanalytische Beratungsdialog: Studien zur Textstruktur und Deutung an formalisierten Protokolltexten. Göttingen: Verlag für Medizinische Psychologie, 1982.

BLEULER, E.: Lehrbuch der Psychiatrie (11. Auflage). Berlin: Springer-Verlag, 1969.

DUNCAN, St., Jr., FISKE, E.: Face-to-face interaction. Research methods and theory. New York: John Wiley, 1977.

EKMAN, P.: Differential communication of affect by head and body cues. Journal of Personality and Social Psychology, 1965, 2, 726-735.

EKMAN, P. (Ed.): Emotion in the human face (second edition). Cambridge: University Press, 1982.

ELLGRING, H.: Nonverbale Kommunikation im Verlauf der Depression. Habilitationsschrift im Fachbereich Psychologie der Universität Gießen. München, 1983.

GILL, M.M.: Psychoanalysis and Psychotherapy: A revision. The International Review of Psychoanalysis, 1984, 11, 161-179.

HAGGARD, E.A., ISAACS, W.S.: Micromomentary facial expressions as indicators of ego mechanisms in psychotherapy. In L.A. GOTTSCHALK & A.H. AUERBACH (Eds.): Methods of research in psychotherapy. New York: Appleton-Century-Crofts, 1966, 154-165.

HARDIN, S.B.: A functional analysis of the nonverbal interpersonal communication of selected schizophrenics and normals. Unpublished dissertation. University of Illinois, Urbana-Champaign, 1978.

HARPER, R.G., WIENS, A.N. & MATARAZZO, J.D.: Nonverbal communication: The state of the art. New York: John WILEY & SONS, 1978.

HEIMANN, H. & SPOERRI, T.: Das Ausdruckssyndrom der mimischen Desintegrierung bei chronischen Schizophrenen. Schweizerische Medizinische Wochenschrift, 1957, 35/36, 1126-1128.

HEIMANN, H.: Die quantitative Analyse mimischer Bewegungen und ihrer Anwendungsmöglichkeiten. Bericht über den 25. Kongreß der Deutschen Gesellschaft für Psychologie, Münster. Göttingen: Hogrefe, 1966, 639-646.

JORASCHKY, P.: Die Untersuchung von ersteingewiesenen psychotischen Adoleszenten und deren Familien unter besonderer Berücksichtigung der Grenzenstörungen. Antrag an die Deutsche Forschungsgemeinschaft, Erlangen, 1984.

KRAUSE, R.: Sprache und Affekt. Untersuchungen über das Stottern und seine Behandlung. Stuttgart: Kohlhammer, 1981.

KRAUSE, R.: Prozeßmodelle in der Psychoanalyse, Teil 3. Psychoanalyse als interaktives Geschehen. In: U. BAUMANN (Hrsg.) Psychotherapie: Makro- und Mikroperspektiven. Göttingen: Hogrefe, 1984.

LIDZ, T. & FLECK, S.: Die Familienumwelt der Schizophrenen. Stuttgart: Klett-Cotta, 1979 (Original 1965).

LORENZER; A.: Sprache, Lebenspraxis und szenisches Verstehen in der psychoanalytischen Therapie. Psyche, 1983, 37, 97-115.

MAHLER, M.S., PINE, F. & BERGMANN, A.: Die psychische Geburt des Menschen. Symbiose und Individuation. Frankfurt: Fischer, 1978.

MEHRABIAN, A.: Nonverbal communication. New York: Aldine-Atherton, 1972.

MOSER, U., von ZEPPELIN, I. & SCHNEIDER, W.: Computer-Simulation eines Modelles neurotischer Abwehrmechanismen. Berichte aus der Abteilung Klinische Psychologie, Nr. 4, Psychologisches Institut der Universität Zürich, 1978.

MOSER, U.: Prozeßmodelle in der Psychoanalyse. Teil 1. In: U. Baumann (Hrsg.) Psychotherapie: Makro- und Microperspektiven. Göttingen: Hogrefe, 1984, 127-129.

OSGOOD, C.E. & SEBEOK, T.A.: Psycholinguistics: A survey of theory and research problems. Indiana University Press, 1965, 82-84.

SCHERER, K.R.: Speech and emotional states. In: J. DARBY (Ed.): The evaluation of speech in Psychiatry. New York: Grune & Stratton, 1984.

SCHNEIDER, K.: Klinische Psychopathologie. Stuttgart: Thieme, 1971.

SEARLES, H.F.: Der psychoanalytische Beitrag zur Schizophrenieforschung. München: Kindler, 1974.

WALLBOTT, H.G.: Bewegungsstil und Bewegungsqualität: Untersuchungen zum Ausdruck und Eindruck gestischen Verhaltens im Zusammenhang mit psychopathologischen Störungen. Unveröffentlichte Dissertation, Gießen, 1982.

WEISS, J. & SAMPSON, H.: Testing alternative psychoanalytic explorations of the therapeutic process. San Francisco, California, 94120, Mountsign Hospital, Box 7921.

WINKLER, W.Th.: Übertragung und Psychose. Bern: Huber, 1971.

WUNDT, W.: Völkerpsychologie. Leipzig: Wilhelm Engelmann (3. Auflage), 1911.

WYNNE, L.C. & SINGER, M.T.: Denkstörungen und Familienbeziehung bei Schizophrenen. Psyche, 1965, 2, 81-160.

Von ZEPPELIN, I. & MOSER, U.: Prozeßmodelle in der Psychoanalyse, Teil 2. In: U. BAUMANN (Hrsg.) Psychotherapie: Makro- und Mikroperspektiven. Göttingen: Hogrefe, 1984, 130-145.

ZUM VERHÄLTNIS VON DYADISCHER UND SYSTEMISCHER FORSCHUNG[1)]

von

A. SCHRETTER, R. ASCHOFF-PLUTA, M. CIERPKA, P. JORASCHKY,
G. MARTIN und V. THOMAS

1. Interaktionsforschung und Systemtheorie.

Die bislang existierende Kluft zwischen systemtheoretischer Betrachtung eines Familiensystems und der empirischen Erfassung familiärer Transaktionen wirft viele theoretische und methodische Fragen auf. Einige zentrale Fragen werden am Anfang skizziert. Im Anschluß daran wird dargestellt, welchen methodischen Weg wir im Forschungsvorhaben "Grenzenstörungen in Familien mit psychotischen Adoleszenten" eingeschlagen haben. Am Fallbeispiel einer untersuchten Familie wird dann das Verfahren der Netzwerkanalyse als ein Versuch des Brückenschlags zwischen Systemtheorie und Interaktionsforschung exemplarisch erläutert werden.

Es lassen sich, idealtypisch gesprochen, zwei Pole in der Familienforschung unterscheiden, die in sich selbst wiederum stark ausdifferenziert sind. Auf der einen Seite werden die intrafamiliären Beziehungen als dyadische Konstellationen beschrieben.

---

1) Wir danken der Breuninger-Stiftung, Stuttgart, für die finanzielle Unterstützung unseres Forschungsvorhabens.

Auf der anderen Seite versucht der systemtheoretische Ansatz den gesamtsystemischen Funktionszusammenhang mit einzubeziehen (vgl. RISKIN und FAUNCE, 1972). In eher individumszentrierten Forschungsansätzen wurden die Interaktionen untersucht. Die gesamtsystemische Relevanz wurde vernachlässigt. Die Interaktionsforschung ist mit der Unvereinbarkeit zweier Abstraktionsebenen konfrontiert: Konkreter Interaktionsablauf und gleichzeitig ablaufender Gesamtmechanismus. Die systemtheoretisch orientierten Ansätze dagegen haben versucht, dieser Gesamtdynamik theoretisch gerecht zu werden. Sie haben damit aber in der Forschungspraxis noch große Schwierigkeiten. Die Schwäche der systemischen Betrachtungsweise liegt nun, in Umkehrung zur Interaktionsforschung, in ihrer Abstraktion. Die Hauptschwierigkeit besteht hier darin, systemtheoretische Parameter wie Regeln, Strukturen, Flexibilität, Adaptabilität, Fließgleichgewicht oder Äquifinalitätsprinzip in ein brauchbares, empirisches Konzept umzusetzen (WATZLAWICK et al., 1969).

Insgesamt betrachtet haben Interaktionsforscher und Systemiker mit denselben Schwierigkeiten aus den umgekehrten Richtungen zu kämpfen. Beide stehen sie vor dem Problem, simultan ablaufende Interaktionsprozesse und gesamtsystemische Regelmechanismen gleichermaßen integrieren zu wollen. Eine Lösung scheint zum gegenwärtigen Stand nur möglich zu sein um den Preis der Vernachlässigung entweder der individuellen oder der gesamtsystemischen Komponenten.

Eine Möglichkeit, diesem gegenwärtigen Dilemma entgegenzutreten und der Multidimensionalität des Untersuchungsgegenstandes besser gerecht zu werden, scheint die Verwendung multimethodaler Untersuchungsinstrumente zu sein. Ein solches Verfahren besteht darin, daß man der Ganzheit eines Systems und der spezifischen Eigenschaften seiner Teilsysteme gleichermaßen gerecht werden will. Hierzu wird der Untersuchungsgegenstand in verschiedene Betrachtungsebenen unterteilt, und diese werden jeweils mit spezifischen Instrumenten erfaßt. Das eheliche Subsystem einer Familie wurde beispielsweise von CROMWELL und PETERSON (1983) mittels dreier verschiedener Instrumente (Selbsteinschätzung, Befragung und Video-Beobachtung) auf seine Funktionsfähigkeit hin untersucht. Empirisch wurde der Gesamtprozeß der Familie mit drei verschiedenen Instrumenten (Interaktionsspiel, Beobachtung der familiären Kohäsion und Familienskulpturtest) evaluiert.

Ein solches Vorgehen bietet am ehesten die Möglichkeit, der Komplexität des Gegenstandes gerecht zu werden. Man könnte es zusammenfassend als ein Verfahren charakterisieren, das aus verschiedenen Perspektiven und mit verschiedenen Linsen den Gegenstand abfotografiert. Ein solches Verfahren ist sehr arbeits- und zeitintensiv. Wir können im Rahmen unseres Projektes einen solchen Anspruch nicht voll realisieren. Vom Grundkonzept her geht unsere Arbeit in dieselbe Richtung.

2. Das Konzept der Grenzenstörungen in Familien.

Wir differenzieren "Grenzenstörungen" in drei Ebenen, nämlich

1. der individuellen Ebene, als individuelles Phänomen der einzelnen Familienmitglieder,
2. der Beziehungsebene, als Beziehungsphänomen zwischen den Familienmitgliedern und
3. der systemischen Ebene, als gesamtsystemisches Phänomen.

In Abb. 1 ist diese analytische Trennung der 3 Ebenen unseres Ansatzes grafisch dargestellt.

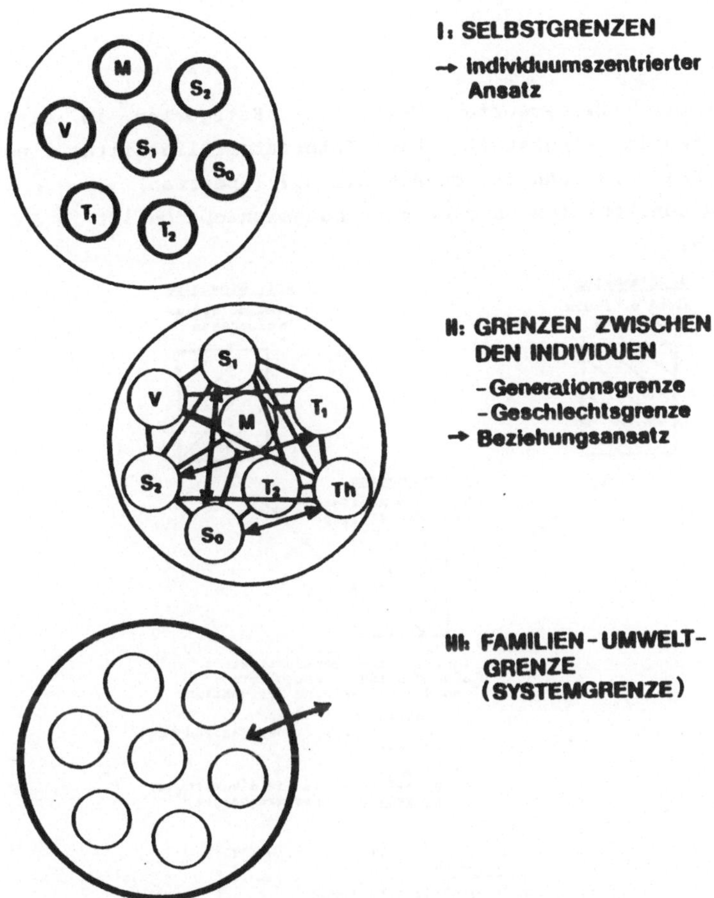

Abb. 1: Die 3 Dimensionen unseres Forschungsansatzes und Beobachtungsinstruments

Unser Beobachtungsinstrument, mit dem wir Familien während den Interviews einschätzen, haben wir ebenfalls in 3 Teile gegliedert, denen jeweils eigene methodische Konstruktionen zugrunde liegen. In der ersten Dimension finden individuumszentrierte Kategorien Anwendung, in der zweiten Dimension Kategorien, die sich auf Interaktionsprozesse beziehen, und in der dritten Dimension operationalisierten wir Systemparameter. Die Items aller drei Dimensionen wurden auf bipolare numerische Skalen

transformiert (Extremwerte +2/-2). Die Kategorien in einem Ratingverfahren eingestuft. Die Interraterreliabilität liegt zur Zeit bei durchschnittlich 0.6 bis 0.7 (Spearman).
Die Gesamtkonstruktion unserer Forschungskonzeption ist in Abb. 2 dargestellt.

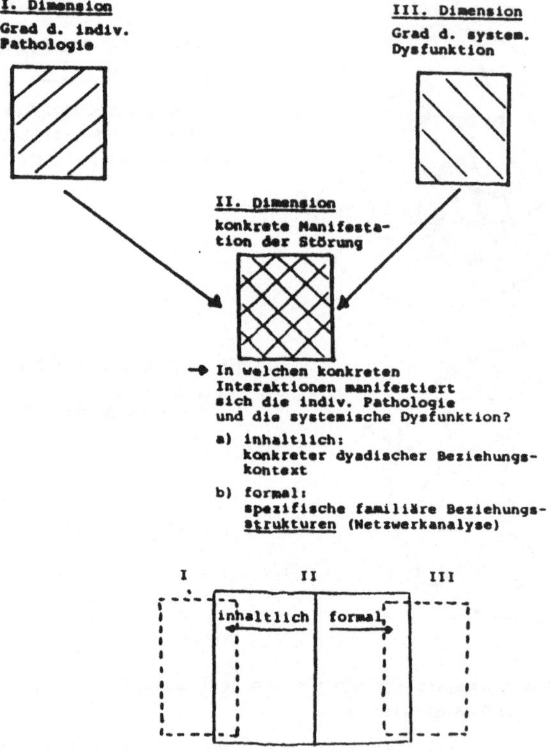

Abb. 2: Gesamtmodell des Ansatzes

Wir gehen zunächst von den zwei Eckpfeilern der individuumszentrierten und der gesamtsystemischen Betrachtungsweise aus. Wir erhalten in der ersten Dimension unseres Instrumentes jeweils Werte, die Aufschluß geben über die Grenzenstörung oder Grenzenstabilität aller einzelnen Familienmitglieder. In der dritten Dimension erhalten wir demgegenüber für jedes Familiensystem einen Gesamtwert systemischer Grenzenstabilität bzw. Grenzenstabilität bzw. Grenzenstörung.

In der zweiten Dimension forschen wir nach den Manifestationen der individuellen und der systemischen Grenzenstörungen im Beziehungsnetz der jeweiligen Familie. Durch die Beobachtung des kontextgebundenen Beziehungsverhaltens der Familienmitglieder wollen wir Aufschluß darüber bekommen, in welchen Situationen Grenzenstörungen in den untersuchten Familien auftreten. Wesentlich ist auch die Beobachtung der familiären Struktur, also der Koalitionen, der Hierarchie, der Rollenverteilung usw. (MINUCHIN 1974). Hierzu haben wir in der zweiten Dimension Beziehungsmatrizen verwendet, die uns zunächst Daten über die Grenzenstörungen in dyadischer Konstellation liefern werden.

Aus thematischen Gründen soll im folgenden die I. Dimension, (die individuumszentrierte) vernachlässigt und statt dessen näher auf den Zusammenhang von Dimension II und III unseres Instrumentes eingegangen werden. Im Gegensatz zu den meisten systemorientierten Ansätzen, die von der interaktionellen Ebene auf das Gesamtsystem schließen, gehen wir den umgekehrten Weg, d.h. wir argumentieren zunächst auf der gesamtsystemischen Ebene.
Die familiären Transaktionen werden durch die Systemparameter Regeln und Strukturen wesentlich beeinflußt, die die innere Beschaffenheit des Systems beschreiben.

Aus systemtheoretischer Sicht ist der Gleichgewichtsgedanke dabei von zentraler Bedeutung. Da das Familiensystem als ein offenes System zu betrachten ist, steht es im Austausch mit der Umwelt. Das Gleichgewicht ist zweifach bestimmt: Als ein bestimmtes Verhältnis von <u>innerer Organisation</u> und <u>externen Umwelteinflüssen</u> (vgl. v. BERTALANFFY (1956) und LASZLO (1972)).

Das Fließgleichgewicht (das ein bestimmtes Maß an Flexibilität impliziert) dieser Innen- Außen-Differenz kann als unmittelbarer Indikator für die Funktionalität oder Dysfunktionalität eines Familiensystems betrachtet werden. Gleichzeitig markiert der Austausch eines Systems mit seiner Umwelt seine Grenze. Aufgrund unseres Untersuchungssettings können wir die externen Umweltfaktoren nicht direkt bestimmen. Wir versuchen die systemexternen Einflußfaktoren über zwei Kategorien zu erfassen, die Aufschluß darüber geben, wie die Familie mit Umwelteinflüssen umgeht. Wir haben also drei Bestimmungsmomente definiert, nach denen wir die Grenzendurchlässigkeit eines Familiensystems erfassen: Regeln, Strukturen und Reaktionen auf Umwelteinflüsse.

Dazu wurden die folgenden 8 Items formuliert:

1. Starrheit der Beziehungsstruktur
2. Normenrigidität
3. Bindende, ungeschriebene Familiengesetze und Regeln
4. Familiengeheimnis
5. Funktionaler Zusammenhalt des Systems
6. Emotionale Dichte
7. Offenheit des Systems (gegenüber therapeutischer Intervention)
8. Austausch der Familie mit dem sozialen Umfeld.

Die Items 2-4 sind der Kategorie Regeln zuzuordnen. Item 1 schätzt die Struktur des Familiensystems ein.

Die Items 7 und 8 erfassen die Reaktionen auf Umwelteinflüsse. Das Item 5 schätzt den Zusammenhalt des Familiensystems ein. Das Item 6 erfaßt affektive Grenzüberschreitungen.
Alle Items wurden auf die Polarität zentrifugal-zentripetal hin

formuliert, so daß wir auf der einen Seite eine zu hohe und auf der anderen Seite eine zu niedrige oder rigide Grenzziehung des Familiensystems erhalten. Der Mittelwert definiert die optimale Flexibilität des Familiensystems. Die Summe aller Itemwerte ergibt den Gesamtwert. Dieser gibt uns Aufschluß darüber, welchen Grad an Flexibilität ein Familiensystem aufweist, bzw. wie rigide oder transparent eine Familie mit ihren Grenzen umgeht.

In der II. Dimension befinden wir uns auf der Beziehungsebene. Wir definieren sie als die konkrete Manifestationsebene von systemischen Wirkungszusammenhängen. Anders formuliert: In der Interaktion zwischen Individuen kommen bestimmte Regelmechanismen zum Tragen, es realisieren sich bestimmte Strukturen und bestimmte Beziehungsmuster stellen sich dar.

Die Items, die wir in der II. Dimension unseres Instrumentes verwenden sind die folgenden:

1. Körperlich-räumliche Ebene
2. Gesprächshaltung
   - gemeinsamer Aufmerksamkeitsfocus
   - Konfliktstrategien
3. Emotionale Ebene
   - Fürsorglichkeit
   - Einfühlung
   - Schuldgefühle
   - Schamgefühle
4. Geschlechtsgrenzen (Intimitätssphäre und erotische Atmosphäre).

In Abb.3 ist beispielhaft für das Item "körperliche Zugewandtheit" die Beziehungsmatrix dargestellt, die wir für alle Items der II. Dimension verwenden.

Körperliche Zugewandtheit

- 2 = deutlich sichtbare Distanz (z.B. ein leerer Stuhl dazwischen, oder ständig abgewandte Körperhaltung)
- 1 = relative Distanz (z.B. mehrere Personen sitzen dazwischen oder häufig abgewandte Körperhaltung)
0 = keine übermäßige Distanzierung oder Nähe in der Sitzhaltung erkennbar
+ 1 = gelegentliche körperliche Berührung, deutliche körperliche Zugewandtheit
+ 2 = enger Körperkontakt (z.B. eng nebeneinander sitzen, Händchenhalten)

von / zu	V	M	T1	S1	T2	S2	So	Th1	Th2	Σ
V										
M										
T1										
S1										
T2										
S2										
So										
Th1										
Th2										
Σ										

Abb.3: Beziehungsmatrix des Items "körperliche Zugewandtheit" (II. Dim.)

Alle hier verwendeten Items wurden auf die Polarität Nähe - Distanz hin formuliert, so daß die Extremwerte auf der einen Seite eine zu enge Beziehung und auf der anderen Seite eine zu rigide Abgrenzung indizieren.

3. Netzwerkanalyse.

Wir unterziehen das gesamte Datenmaterial, das wir aus den Einstufungen in den Beziehungsmatrizen der Familienmitglieder erhalten, dem Auswertungsverfahren der Netzwerkanalyse und erhalten Aussagen über die gesamte, spezifische Beziehungsstruktur der Familie.

Das Verfahren der Netzwerkanalyse wurde bislang vorrangig auf die Untersuchung makrosozialer Gebilde wie z.B. Wirtschaftsunternehmen, aber auch im Bereich der psychosozialen Versorgung angewandt. Wir greifen auf die Methode der Netzwerkanalyse zurück, weil diese am ehesten der großen Datenfülle gerecht wird. Wir erhalten bei 20 untersuchten Familien mit einer durchschnittlichen Mitgliederzahl von 5 Personen bereits 4000 Einzelinformationen für die gesamte Dimension II. Diese können, je nach Fragestellung, mittels Netzwerkanalyse abgerufen und miteinander verknüpft werden.

Wenn man ferner den Anspruch verfolgt, ein menschliches Beziehungssystem ganzheitlich zu erfassen, dann ist man vor allem mit dem methodischen Problem der Erfassung der Dynamik von sozialen Prozeßabläufen konfrontiert. Diese Dynamik impliziert, daß die einzelnen Individuen eines Familiensystems sich wechselseitig und zirkulär beeinflussen und daß die reziproken Interaktionsprozesse der Subsysteme simultan erfolgen (CROMWELL und PETERSON, 1983). Wir sehen in der Netzwerkanalyse ein Auswertungsverfahren, das sowohl der zeitlichen Synchronizität von systemischen Teilwirkungszusammenhängen (z.B. Subsystemen) als auch dem simultanen Ablauf von verschiedenen systemischen Prozeßebenen (individueller, interaktioneller und gesamtsystemischer Prozeß) besser gerecht werden kann als die bekannten linearen Verfahrensweisen.

Die Netzwerkanalyse bezieht sich explizit auf das ganze Geflecht von Beziehungen innerhalb eines Systems. Die "Verankerung" eines Familienmitglieds in seinem Beziehungsnetz zeigt sich nicht mehr in einem einfachen soziometrischen Erscheinungsbild, sondern als eine sog. "Knotenstelle", die man sich bildlich als den Schnittpunkt einer Vielzahl von übereinandergelagerten Beziehungsnetzen vorstellen kann. In unserem Falle bekommen wir, da wir 10 verschiedene Items für die II. Dimension entwickelt haben, insgesamt 10 übereinandergeschichtete "einfache" Soziogramme, in denen die einzelnen Familienmitglieder an den Schnittpunkten verankert sind. Insofern ergibt sich mit Hilfe der Netzwerkanalyse ein räumliches Erscheinungsbild des familiären Beziehungsgeflechts, dem bildlich die Darstellung des Hologramms entsprechen würde.

Mit dem Netzwerkanalyseprogramm (GRADAP, 1981) lassen sich Kommunikationskanäle analysieren. Wir können z.B. der Frage der vermittelten oder "induzierten" Beziehungen nachgehen. Stehen zwei Familienmitglieder direkt oder nur vermittelt über eine dritte Person in Kontakt miteinander? Damit können wir beispielsweise die bekannte Triangulierungsthese überprüfen. Des weiteren können wir Zusammenhänge herstellen zwischen einzelnen Strukturelementen. Dies würde z.B. bedeuten, daß wir unter der Prämisse des inneren Gleichgewichts eines Systems herausfinden können, welche spezifischen Strukturelemente sich in einem Familiensystem komplementär ergänzen. Wenn wir also eine sehr starke Bindung zwischen zwei Familienmitgliedern feststellen, können wir nachforschen, welche weiteren Beziehungskonstellationen diese enge Bindung komplementär ergänzen und somit strukturell das Familiensystem im Gleichgewicht halten. Mit Hilfe der Netzwerkanalyse des intrafamiliären Beziehungsgeflechts wird der Zusammenhang zwischen den interaktionellen und systemischen Aspekten hergestellt.

Die Anwendung der Netzwerkanalyse wollen wir anhand eines Fallbeispiels konkreter darstellen. Zunächst eine kurze Skizzierung der untersuchten Familie:

Die Familie besteht aus 5 Mitgliedern. Der Vater, 47 Jahre, ist in einem technischen Beruf tätig. Die Mutter, 44 Jahre, ist Hausfrau und hat früher als Krankenschwester gearbeitet. Die

Eltern haben zwei Söhne im Alter von 20 und 19 Jahren und eine 17-jährige Tochter. Der älteste Sohn ist zur Zeit des Familieninterviews in stationärer psychiatrischer Behandlung mit Verdacht auf hebephrene Schizophrenie. Die Tochter geht noch in die Lehre und der zweite Sohn ist beim Militär. Dieser zweite Sohn war beim Familieninterview nicht anwesend. Der Patient hat seine Lehre abgebrochen und kurze Zeit als Fabrikarbeiter gearbeitet. Der Grund für die Klinikeinweisung war sein auffallend aggressives Verhalten gegenüber Männern, er beschädigte Autos und äußerte verworrene Gedanken.

Nach dem Erstinterview wurde zunächst ein klinisches Strukturbild über die Familie erstellt, das in Abb. 4 dargestellt ist.[1)]

FAMILY-STRUCTURE

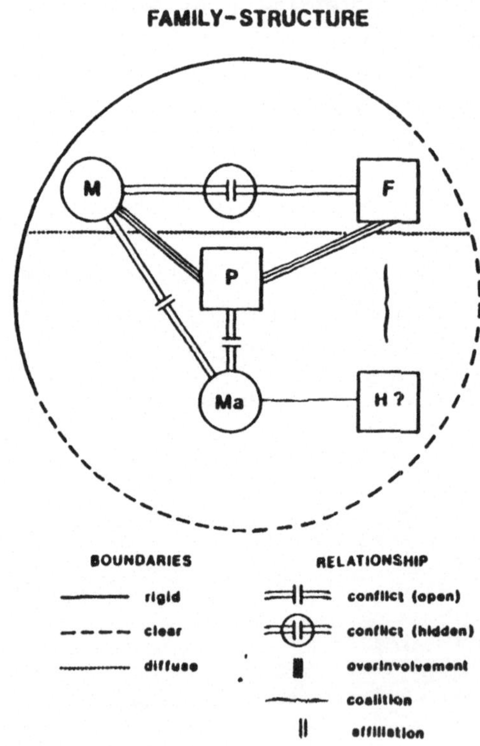

Abb. 4: Strukturbild der Familie D.

---

1) Zur Familientherapie dieser Familie siehe CIERPKA et al. (1985)

In diesem Strukturbild sind folgende Einschätzungen festgehalten:

a) Eheliches Subsystem:
   Es besteht ein verdeckter Konflikt zwischen den Ehepartnern. Laut klinischem Bericht zeigen beide Eltern gegenüber dem Sohn eine Delegationshaltung. Sie drückt in etwa aus: "Halt mir die Mutter/den Vater vom Leib!"

b) Generations- und Geschlechtsgrenzen:
   Es besteht eine starke Bindung des Patienten an Vater und Mutter. Der Patient wendet sich beispielsweise während des Interviews abwechselnd einmal dem Vater und einmal der Mutter zu, um sie zu streicheln. Ferner wissen wir aus der Anamnese, daß der Patient im Ehebett neben dem Vater schläft.

   Die Tochter hat eine relative Außenposition im Familiensystem inne, sie hat einen Freund und gute Außenkontakte.

c) Systemgrenzen:
   Es besteht eine tendenziell rigide Abgrenzung nach außen. Die Mutter hat gar keine Außenkontakte, der Vater nur berufliche. Die Kontakte des Patienten sind ebenfalls aufs Berufliche beschränkt.

Soweit die erste klinische Beurteilung der Grenzen in dieser Familie. Dem soll jetzt die netzwerkanalytische Auswertung über alle 10 Items der II. Dimension gegenübergestellt werden. Die Polarisierung der Items wurde, wie erwähnt, nach Nähe und Distanz vorgenommen.

Der Netzwerkanalyse haben wir vorläufig folgende Arbeitshypothesen vorangestellt:

1. Dyaden:
   Gestörte Grenzen zwischen 2 Familienmitgliedern äußern sich in hohen, absoluten Beziehungswerten. Wenn man die relativen Zahlenwerte betrachtet, dann drücken hohe Plus-Werte eine zu enge und hohe Minus-Werte eine übermäßig distanzierte Beziehung aus.

2. a) Dreieckskonstellationen:
      Eine pathogene Dreieckskonstellation ist charakterisiert durch hohe, absolute Beziehungswerte von 3 Personen eines Familiensystems (in der Regel zwischen Eltern und Patient).

   b) Triangulierung:
      Sind die Differenzen der Zahlenwerte einer solchen Dreieckskonstellation durch gegensätzliche Vorzeichen gekennzeichnet, d.h. zeigen zwei Schenkel des Dreiecks positive und ein Schenkel eine negative Ladung, dann handelt es sich um eine "Triangulierung" eines Familienmitglieds, nämlich desjenigen, auf den die positiven Ladungen gerichtet sind. Die Triade befindet sich dann in einem dysfunktionalen, pathogenen Gleichgewicht. (vgl. strukturelle Gleichgewichtshypothese v. HALEY, 1964).

   c) Die Triangulierung eines weiteren Familienmitglieds (i.a. eines weiteren Kindes) zeigt sich in einer weiteren dysfunktionalen Triade, (vgl. 2 b).

3. System-Gleichgewicht:
   Um das dysfunktionale Gleichgewicht des gesamten Familiensystems (welches durch die Hospitalisierung eines Mitglieds als gegeben postuliert wird) aufrechtzuerhalten, muß zumindest ein Familienmitglied gute Kontakte mit

der sozialen Umwelt haben. (Informationen über die Außenkontakte der einzelnen Familienmitglieder gewinnen wir aus der I. Dimension des Beobachtungsinstruments).

Dyade \ Item	1	2	3	4	5	6	7	8	9	10	Σ	Absolut
M V	-1	0	+1	+1	-1	-1	-1	X	-2	-2	+2/-8	10
V M	-1	0	-1	0	-1	0	-1	-1	-2	-2	+0/-9	9
V T	0	0	0	X	0	0	X	X	X	-2	+0/-2	2
T V	0	X	0	X	0	0	X	X	X	-2	+0/-2	2
V S_1	+2	+1	+1	+1	+1	+1	+1	+1	-2	-1	+9/-3	12
S_1 V	+2	-2	+2	+2	+1	+2	-2	-1	X	+1	+10/-5	15
M T	+1	0	+1	+1	0	0	0	0	-1	-1	+3/-2	5
T M	-1	0	+1	0	0	0	+1	+1	X	-1	+3/-2	5
M S_1	+2	+2	+2	+2	+2	+2	+1	+1	-2	-1	+14/-3	17
S_1 M	+2	-2	+2	+2	+2	+2	-2	-1	X	+1	+11/-5	16
T S_1	-1	0	0	0	-1	+1	+1	+1	X	-2	+3/-4	7
S_1 T	-1	-2	+1	X	0	0	-2	X	X	-2	+1/-7	8

Abb. 5: Die tabellarische Zusammenstellung der Einstufungen für alle Dyaden und die Summenwerte für die Dyaden, getrennt nach + (zuviel Nähe), - (zuviel Distanz) und die Gesamtwerte als Maß der Grenzenstörungen.

Die Auswertung aller 10 Beziehungsmatrizen der II. Dimension zeigt uns schließlich den in Abb. 5 dargestellten Datensatz für die Familie D. Es fällt als erstes auf, daß die Beziehung des Patienten zu beiden Elternteilen durch recht hohe absolute Werte (letzte Spalte) gekennzeichnet ist. Im Gegensatz dazu zeigt die Beziehung der Tochter zu beiden Eltern recht niedrige absolute Werte. Wenn man sich nun die relativen Zahlenwerte ansieht (vorletzte Spalte), dann hat hier die Beziehung der Eltern zueinander deutlich die höchsten negativen Werte. Andererseits haben beide Eltern zum Patienten eine auffallend positiv geladene Beziehung. Die Beziehung zwischen der Tochter und beiden Eltern liegen im Normalbereich.

Wir haben diese Daten - und zwar zunächst die absoluten Zahlen (letzte Spalte) und den Differenzbetrag der gerichteten Zahlen (vorletzte Spalte) - in zwei Grafiken dargestellt:

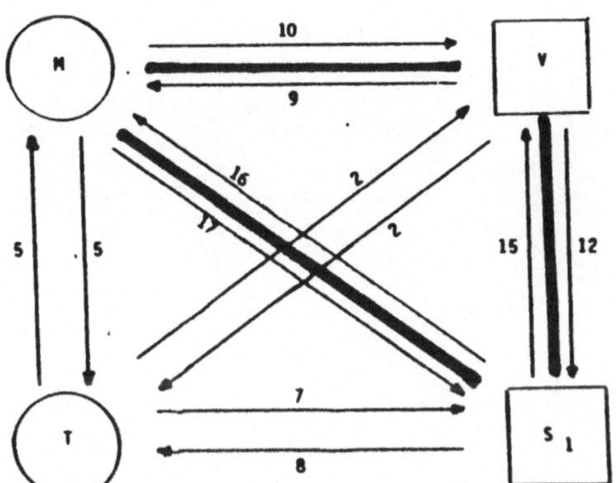

<u>Abb. 6</u>: Die Gesamtwerte als Maß der Grenzenstörungen in den Dyaden der Familie D.

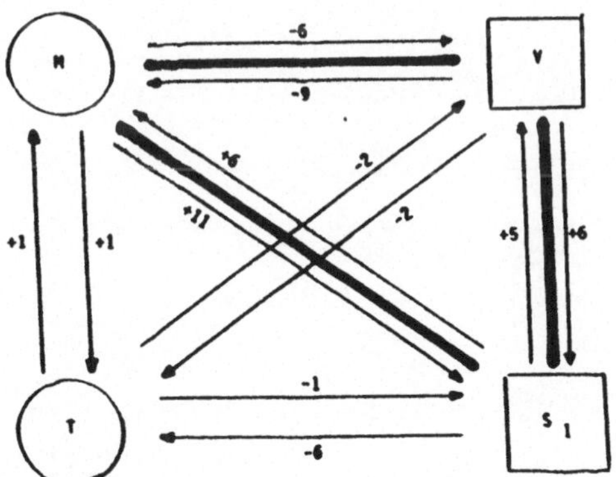

<u>Abb. 7</u>: Nähe (+)/Distanz (-) Störungen in den Dyaden der Familie D.

...

Die grafische Darstellung der absoluten Werte (Abb. 6) zeigt uns bildhaft das, was aus dem Datensatz zahlenmäßig schon deutlich geworden war: Am höchsten laden die Dyaden Mutter/Sohn und Vater/Sohn. Aber auch die Mutter/Vater-Beziehung ist noch relativ hoch geladen. Gemäß unserer 1. Arbeitshypothese zeigen sich in diesem Familiensystem gestörte Grenzen zwischen Mutter/Patient und Vater/Patient. Darüber hinaus indizieren auch die Beziehungswerte der Eltern gestörte Grenzen.

Der familiäre Kernprozeß scheint in dem Dreieck Mutter-Sohn-Vater abzulaufen. Ferner wird in dieser Grafik ersichtlich, daß die Tochter als relativ gesund eingestuft wurde. Eine Symmetrie zwischen ihrer Beziehung zum Bruder und der Beziehung zwischen den Eltern läßt sich erkennen. Auf dieser Ebene der absoluten Zahlenwerte kann zunächst inhaltlich nicht mehr ausgesagt werden, als daß wir in dieser Familie deutlich pathogene bzw. dysfunktionale Beziehungen zwischen Mutter/Sohn, Vater/Sohn und - in abgeschwächter Form - auch zwischen Mutter/Vater finden können. Ob es sich hier um eine Triangulierung des Patienten handelt, kann aufgrund dieser Grafik noch nicht gesagt werden.

Abb. 7 zeigt uns die Differenzbeträge. Während die Beziehung zwischen Mutter/Patient und Vater/Patient durch hohe positive Ladungen gekennzeichnet sind - und das heißt durch viel Nähe charakterisiert sind - zeichnet sich die Beziehung der Eltern durch eine negative Wertigkeit - und das heißt durch deutliche Distanz - aus. Dies unterstützt die klinisch gewonnene These eines verdeckten Konflikts zwischen den Eltern. Zum anderen läßt sich hier unmittelbar die Systemdynamik ablesen: Die negative Beziehung der Eltern wird kompensiert durch eine übermäßig positive Beziehung beider Eltern zum Sohn. Ob der eheliche Konflikt über den Patienten abgeleitet wird? In Anbetracht dieser relativen Zahlen können wir weiter annehmen, daß hier, gemäß unserer 2. Hypothese, eine Triangulierung des Patienten und ein dysfunktionales Gleichgewicht vorliegt. Die Dysfunktionalität ist darin begründet, daß sämtliche dyadische Beziehungen in dieser Triade übermäßig hohe Werte aufweisen. Sie ist charakterisierbar durch übermäßige Nähe vor allem zwischen Mutter und Sohn (die nicht voll reziprok ist), aber auch zwischen Vater und Sohn. Insofern können wir in diesem Fall sowohl von gestörten Generations- als auch von gestörten Geschlechtsgrenzen sprechen. Die Triangulierung im Netzwerkanalysenbild stimmt überein mit dem "overinvolvement" im klinischen Familienstrukturbild zwischen Patient und beiden Eltern.

Unsere Hypothese 2c, welche sich auf die Triangulierung eines weiteren Kindes bezieht, läßt sich durch unsere Ergebnisse zu dieser Familienstruktur nicht bestätigen. Das zweite Kind, die Tochter, scheint relativ außerhalb des familiären Kernprozesses zu stehen. Für das systemische Gleichgewicht hat sie dennoch eine Funktion. Auffallend ist ein relativ hoher negativer Beziehungswert vom Patienten zu ihr, also eine deutliche Abgrenzung gemäß unserer Definition. Es zeigt sich zwischen den Geschwistern in abgeschwächter Form eine ähnliche negative Konstellation wie zwischen den Eltern. Man kann daraus auf einen ähnlich gelagerten geschlechtsspezifischen Konflikt schließen, der möglicherweise im Zusammenhang steht mit den bereits festgestellten gestörten Geschlechtsgrenzen in dieser Familie. Inwieweit sich diese vorläufige Hypothese erhärten läßt, werden wir erst im weiteren Untersuchungsverlauf genauer prüfen können.

Unsere 5. Hypothese schließlich bezieht sich darauf, inwieweit ein familiäres, dysfunktionales Gleichgewicht durch die Außenkontakte stabilisiert werden kann. Mittels der I. Dimension unseres Beobachtungsinstruments, in der wir explizit die außerfamiliären Kontakte der einzelnen Familienmitglieder beurteilen, können wir einen solchen Bezug herstellen. Die Werte, die wir hier für die untersuchte Familie erhielten, indizierten mit Ausnahme der Tochter sehr wenig bis gar keine Außenkontakte. In dem vorliegenden Fall sieht es demnach so aus, als ob die stabilisierende Funktion im Familiensystem einer relativ gesunden Person zukommt. Dies ist jedoch eine vorläufige, weitreichende Interpretation, die erst anhand weiterer Untersuchungsergebnisse fundiert werden muß.

Zusammenfassend zeigt das Netzwerkbild der Familie D. eine system-dysfunktionale Triangel-Konstellation. Diese scheint durch das Vermeiden von Außenaktivitäten dieser 3 Familienmitglieder gestützt zu werden. Das vierte Familienmitglied steht außerhalb des familiären Kernprozesses und wird als gut abgegrenzt eingeschätzt.

Bislang ist uns nur eine recht bruchstückhafte Darstellung der Netzwerkanalyse möglich. Wir können beispielsweise die vielfältigen Analysemöglichkeiten des erwähnten GRADAP-Programmes erst in der Hauptuntersuchungsphase nutzen und dokumentieren. Das Entscheidende an diesem Verfahren ist, daß wir, je nach Fragestellung, jeweils ein Gesamtbild über die Beziehungskonstellationen der gesamten Familie erhalten. Aus dem Beziehungsgeflecht der ganzen Familie können wir uns, je nach Fragestellung, eine Beziehungskonstellation oder mehrere "übereinandergelagerte" Soziogramme herausgreifen und über alle Familien hinweg miteinander vergleichen. Dadurch können wir einen wesentlichen Gesichtspunkt der Systemdynamik berücksichtigen und vergleichbar machen, nämlich den des strukturellen Gleichgewichts. Wir hoffen, mit dieser Methode zu einem Brückenschlag zwischen systemischer und interaktioneller Familienforschung beizutragen.

Literatur:

BERTALANFFY, L. v.: General System Theory. Yearbook Society General Systems Research 1956, 1.

CIERPKA, M., MARTIN, G., JORASCHKY, P., ASCHOFF-PLUTA, R. und SCHRETTER, A.: Evaluation and Management of Boundary Disturbances in Families of a Psychotic Adolescent. Published in: E. HIBBS (ed): Children and Families. New York: International University Press.

CROMWELL, R.E. und G.W. PETERSON: Multisystem-Multimethod Family Assessment in Clinical Context. Family Process 22, 147-163, 1983.

FREEMAN, L.C. (ed.): Social Networks, An International Journal of Structural Analysis. Vol. 4, 1982.

GRADAP - Interuniversity Project Group: GRADAP (Graph Definition and Analysis Package) User's Manual, Vol. I und II, Amsterdam, 1981.

HALEY, J.: Research on Family Patterns: An Instrument Measurement. Family Process 3, 41-65, 1964.

LASZLO, E.: The Relevance of General Systems Theory. New York: Braziller, 1972.

MINUCHIN, S.: Families and Family Therapy, Cambridge, Mass.: Harvard University Press 1974.

RISKIN, J. und FAUNCE, E.F.: An Evaluation Review of Family Interaction Research. Family Process 11, 365-455, 1972.

WATZLAWICK, P., BEAVIN, J., JACKSON, D.: Menschliche Kommunikation. Bern: Huber 1969.

THE CIRCUMPLEX MODEL OF MARITAL AND FAMILY SYSTEMS.

Presentation, Application, Remarks.

by

Björn Wrangsjö, M.D.

The Circumplex Model of Marital and Family Systems.

Family therapy, based on system theory and systems thinking, has become an established treatment model for psychological disturbances and problems. It has about the same amount of success as other treatment methods with a longer clinical history for instance individual- and group psychotherapy. GURMAN and KNISKERN in a large review (1980) of family therapy outcome research note that figures from 200 studies show that 73% of the family cases improve. However, in a review of process research in family therapy, PINSOF (1980) concludes that we still know very little about what more specifically calls for good results among the different therapist- patient- and setting variables. HOROWITZ (1981) describes three paradigms for psychotherapy research: contrast group design, the relational paradigm and the descriptive approach. In order to explain and not only to show a difference between for instance two different treatment methods (shown by a contrast group design) there must be some knowledge of the important variables in the therapies and how these variables interrelate (studied within the relational paradigm).Research in this field relies on good and reliable theory-based descriptions i.e. a suitable family diagnosis.

Until the middle of the 1970s the traditional approach to family diagnosis and family assessment relied on testing of each member of the family by means of conventional personality techniques, even if tests focussing on relations both within dyads and the family as a whole had began to emerge (CROMWELL et al. 1976).

In 1978 OLSON et al. presented the Circumplex Model for Marital and Family Systems. The model was of specific interest because it was founded on system theory for human systems and aimed at a description of the family as a whole and not only of family members or family dyads.

The Circumplex Model was developed through analysis of central concepts used by prominent family therapists in their description of their work. Two dimensions were found, which were regarded as independent of each other. One was family cohesion, defined as the emotional bonding that members have with one another and the degree of indiviual autonomy a person experiences in the family system. The other was family adaptability defined as the ability of a marital/family system to change its power structure, role relationships, and relationship rules in response to situational and developmental stress. According to the model (fig. 1) each family can be placed in these two dimensions. In the center of the model are the functional families called "balanced". Towards the periphery of the model the more dysfunctional families called "extreme" are located. Balanced families are characterized by a cohesiveness which permits an optimal balance between intimacy and autonomy that enables the family members to have satisfied their needs for closeness and separateness. In these families the ability to change the family structure and relations; to meet developmental and situational stresses is good. - Extreme families can have two positions in relation to adaptability. They can be rigid with fixed roles, rules and little ability for adequate change or they can be chaotic with a too losely organized structure, diffuse or oscillating roles and rules where interaction is hard to predict. The cohesion of extreme families may on one hand be characterized by overinvolvement and overprotection: so called enmeshed families. On the other hand, there are,because of a lack of mutual interest, support and intimacy, so called disengaged families.

Adaptability and cohesion are vital aspects of human systems regarded within the framework of systems theory. The Circumplex Model is well founded both theoretically and empirically in clinical praxis. If however, the model has to be useful for discrimination between functional and dysfunctional families, there must be a conflict in the cultural belief systems between autonomy as a central goal and family intimacy and loyalty as an other. (OLSON & McCUBBIN 1981, OLSON et al. 1983)

The Circumplex Model has been subjected to empirical validation by SPRENKLE & OLSON (1978) and RUSSELL (1979). The first authors compared 25 clinical and 25 non-clinical couples. They choose leadership styles as one aspect of adaptability and found that the clinical couples had a wife leadership pattern, while the non clinical couples had more of a shared leadership which was regarded as a sign of a more balanced adaptability than the wife-leadership pattern. The authors used the SIM-FAM interaction game as the basis for observation and for inducing the necessary stress in the couples interaction. The findings thus support the hypothesis that balanced adaptability is associated with better marital functioning. The second author, Russell focussed on both, adaptability and cohesion. She divided 31 families with a female adolescent into high level and low level functioning, and their positions on the Circumplex Model were calculated by means of the SIM-FAM interaction game. Then she found that all low functioning families fell into the extreme areas of the model and that 10 out of 15 high functioning families fell into the central balanced area as to both adaptability and cohesion. These findings supported the hypothesis that there is a relationship between family dysfunction and the position of the family on both dimensions of the Circumplex Model.

Measurement of cohesion and adaptability

In the studies described above, cohesion and adaptability were rated by means of an interaction game (SIM-FAM). In 1978 OLSON et al. presented FACES, the first in a series of self report inventories related to the Circumplex Model. In 1980 OLSON and MILLORIN presented a rating scale CRS which aimed at a measure of cohesion and adaptability based on a semi-structured interview made by a clinically trained rater. Both FACES and CRS are based on adding values on different subscales of the two dimensions.

Cohesion is calculated through addition of nine subscales: emotional bonding, independence, family boundaries, coalitions, time, friends, decision making, and interests/recreation. Adaptability is based on calculations of seven aspects: assertiveness, control/leadership, roles, rules and system feedback. In the CRS scale, however, system feedback is left out.

In Sweden, a research group lead by professor Marianne CEDERBLAD at the University of Lund has worked with FACES and CRS for some years and I will now present part of that work and some reflections on the Circumplex Model.

I will start with CRS.

CRS (Clinical Rating Scale)

The clinical rating scale has not been systematically evaluated by OLSON. CEDERBLAD et al. (1984) have evaluated and modified the scale to some extent. 24 families with a child with a chronic somatic illness (diabetes) were interviewed by a clinically trained rater in a semi-structured interview. These children were found to have the same distribution of different levels of behavioral disturbances as a normal control group. (LUDVIGSON et al. 1982)

13 families were interviewed by one rater and 11 by another. All interviews were videorecorded. The families were rated on a 8-step-scale on each subscale as suggested by OLSON. On the cohesion continuum they could be regarded as disengaged, separated, connected or enmeshed (fig. 1) On the adaptability continuum they could be regarded as rigid, structured, flexible, or chaotic. If the two dimensions are considered together, there will be 16 possible boxes in which to place the families. The families were randomly assigned to the raters. One placed 4 of 11 families outside the balanced area; the other rater none out of 13. Naturally the groups of families could differ systematically but it could also point to the fact that the interviewers had different ways of rating. This was supported by the findings when all the 24 video tapes were judged by two independent raters. There was a 0-correlation of the total scores on each dimension between the two independent raters and only 15% of the 24 families were placed in the same of the possible 16 boxes of the Circumplex model.

The results were regarded as a result of the fact that non-standardized interviews did not produce material consistent enough to allow a reliable rating. It was for example difficult to make family members talk to each other instead of the interviewer, and thus the ratings then were based on the content of the interview rather than on the interaction among the familymembers themselves.

CEDERBLAD et al. went on and tried CRS on more structured material. They expanded their study to contain 9 diabetic families more, totally 33, 7 families with a behaviorally disturbed child and 4 non-clinical families. All families performed a set of standardized tasks stressing decision making, cooperation and handling of conflict and "differentness". The tasks consisted in planning a meal, furnishing a model flat, discussing a recent conflict in the family and talking about aspects of family life which different family members liked or disliked. All task-performances were recorded on video and no one except the family members was present in the room. Good material was produced for many but not for all subscales of cohesion and adaptability. Regarding cohesion, the families were rated on emotional bonding, independence, coalitions and decision making. Family boundaries, use of time and space, relations to friends and interests/recreation were excluded because of lack of material. Family adaptability was measured by judging assertiveness, control/leadership, discipline, negotiation and roles. Rules were excluded for the same reason as above. The CRS then consisted of 4 subscales for cohesion and 5 for adaptability. The authors report that even if the standardized tasks seemed to produce more uniform material for rating and more interactions between family members, the reliability of two raters, rating sixty-four task performances in all (most diabetic families performed the task twice with an interval of one year) still showed a 0-correlation of the total scores on each dimension. Only 15% of 33 performances and 20% of 31 performances from the families were placed in the same box of the possible 16 boxes of the Circumplex model.

Revision of CRS.

The items which showed the greatest discrepancies between the raters were revised. The operational definitions for each step of an item were made more precise and the scoring system was changed from eight steps to four steps scored 1, 3, 5, 7, with "half-steps" in between, representing scores 2, 4, 6. A training tape was prepared, giving examples for each step of each of the nine items. 11 raters were retrained for ten hours using that material and some test-video-recorded family tasks. 11 families (7 behaviorally disturbed and 4 non-clinical) were rated independently by 11 raters. The raters now agreed on the "balanced" step of the items, but still had problems agreeing on the "extreme"positions. The scoring was therefore altered to show only separate "balanced" and "extreme" positions, which would be the same, as trying to discriminate functional from dysfunctional families. The scorings of 3, 4, or 5 were given 0 and 1, 2, respectively 6 and 7 were given 1 for each item. The combined scores of cohesion and adaptability could then give a score of 0 to 9. A combined score above 2 was considered "dysfunctional". The inter-rater reliability based on the rating of five of the dysfunctional families was acceptably high, the mean Pearson's correlation varying between 0,64 and 0,76. The remaining 6 families were rated by teams consisting of 2 raters, which further improved the correlations.
CEDERBLAD et al. also performed a validation study using their material. 7 of the 11 families rated by the 11 raters had a behaviorally disturbed child, while the other 4 were "non-clinical" families. Despite "blind" raters the "functional" and "dysfunctional" families were well differentiated. The authors also studied the correlations between the degree of behavior problems of the child and the degree of family dysfunction according to the revised CRS. There were significant correlations of 0,90 (Spearman's rang-corr.) and 0,71 (Pearson's corr.)

between the total behavior deviance score of the index child in the dysfunctional family and the total CRS score taking into account both the cohesion and adaptability dimensions.

Discussion and conclusions

Even if the new version of CRS as applied on video recorded interaction material of the standardized family tasks makes it possible to differentiate functional from dysfunctional families with an acceptable degree of inter -rater reliability, the authors conclude that there is much more information to be contained in the rating scale. They advocate to elaborate the operational definitions for the steps of the different items even further, perhaps also breaking down the over all scheme into various subsystems. Some work in that direction is going on, but is not yet ready for publication.
The implications of the work with CRS for the Circumplex Model is discussed in a later section of this paper after the review of the self report approach to measurement of family positions in the Circumplex model.

FACES - Family Adaptability and Cohesion Evaluation Scales.

FACES I was the first in a series of self report inventories aimed at the measuring of cohesion and adaptability. FACES I consists of 96 items covering the earlier presented 9 aspects of cohesion and 7 aspects of adaptability. It also contains a "social desirability"-"lie" scale consisting of 15 statements. FACES II consists of 30 items measuring cohesion and adaptability. OLSON considers this the final version. OLSON administers FACES twice to the family, the first time to fill in the questionnaire according to the family members picture of how it <u>is</u>

in their family, and secondly to show how they would like it to be in their family (OLSON et al 1983).

The discrepancies between the pictures of each family member of how it is in the family and how it should be, bear some relevance to the question of family dysfunction. The greater the discrepancies, the more likely it is that the family is dysfunctional. FACES II contain 16 cohesion items and 14 adaptability items. Its norms concerning mean scores and standard deviations are calculated on reports from 2 082 parents and 416 adolescents. It is mainly validated against other on self reports based family scales (OLSON et al. 1982). FACES II is translated into Swedish and is in use in some studies, but no results are yet available. FACES II will therefore not be further considered in this paper. As well as FACES I and II, OLSON presented an "in-between" version with 50 items which preceeded FACES II. That version had in turn been preceeded by a version containing 60 items. This 60-item version is translated into Swedish and applied in several research projects. This version, called FACES 60 and FACES I will now be further considered.

FACES I

Concerning the validation of FACES I, PORTNER (1981) has compared 55 families (two parents and one adolescent) in family therapy with a matched control group comprising 117 non-clinical families. As hypothesized, the non-clinical families were more likely to fall within the balanced area of the Circumplex Model, when FACES values for cohesion and adaptability were calculated. Clinical families tended more towards the chaotic/disengaged extreme. 30 % of the clinical families were located in that extreme area compared to 12% of the non-clinical families. BELL (1982) used the same control group as PORTNER, making his comparison with 33 families in which an adolescent had-run-away-tendencies. He found that proportionally more non-clinical than clinical families fell within the balanced area of the Circumplex model according to the FACES values. This was true, however, only for the FACES-scores of the mothers and the adolescents, but not for the fathers. A significantly larger proportion of the clinical families fell into the extremes of disengaged (29%) and chaotic (23%) cohesion than non-clinical families, where the corresponding figures were 7% for both extremes. The differences were statistically significant.

Concerning the reliability of FACES I, OLSON presents a study on 210 triads: mother, father and adolescent. For cohesion, Alpha reliability was 0.83 and for adaptability 0.75.

Further validation of FACES I

CEDERBLAD et al (1984 a) have investigated the validity of FACES 1 translated into Swedish in two ways. First by comparing parent answers in two groups of children, one with severe behavior disorders, the other a non-clinical group. Secondly, by comparing FACES I answers with independent measures of family dysfunction and psychological distress symtoms of family members. The clinical group consisted of 87 mothers and 48 fathers of children, treated in day-schools for severe social and emotional behavior problems, the non-clinical group of 47 mothers and 30 fathers. The children of both groups were about nine years old.

Each parent independently completed the inventory, stating whether he/she considered each statement "always true", "mostly true", "sometimes true", "never true". The parents were also interviewed about the behavior of their child, their own psychiatric problems, drug and alcohol abuse, behavior disturbances in siblings, marital relations and family discord/conflicts. An index "child total behavior deviance score" was calculated along with a "family disturbance score" for each family.

Compared to a normal American group and a group of Australian University students (OLSON & CRADDOCK 1979) mean and standard deviation for cohesion and adaptability of the Swedish parents were the same, while the results of the parents of the behaviorally disturbed children showed higher mean scores of cohesion (towards the "enmeshed" extreme) and adaptability (towards the "chaotic" extreme). The difference between the Swedish clinical and nonclinical group is significant only as to the answers of the mothers just as in BELL's investigation (1982).

The FACES I answers were also compared to interview data on: 1. total behavior deviances of the index child, 2. psychological disturbances of parents/siblings 3. disturbed family function as an independent measure of family disturbances. According to the Circumplex Model, parents of families with a high level of psychological distress symtoms and signs of family dysfunction are expected to have FACES scores which give them a position at the extremes of the model. On the other hand, parents of families with low levels of this kind are expected to have FACES scores which place them in the balanced area of the model. An attempt to discriminate families with "extreme" FACES scores from families with "balanced" FACES scores based on interview data shows that the discriminatory power is rather low. Only 53 - 70% of the families were correctly classified with respect to their "extreme" or "balanced" FACES scores. The be-

havior deviances of the children were somewhat related to the combined scores of adaptability and cohesion of the fathers, and to a lesser degree to the scores of the mothers. It was also found that on the whole, families with "extreme" FACES scores have about the same amount of family disturbances as the families with FACES scores within the central "balanced" area of the Circumplex model. This would point to a rather weak relationship between FACES scores and independently rated family dysfunction. On the other hand, out of the 111 questions, 35 were significantly related to the family disturbances, and 22 to the behavior disturbances of the index child. The kind of relationship is, mostly however linear, i.e. in about half of the items "always true" responses were connected to few behavior deviances and a low level of family dysfunction. In the other questions the relationship tended to go in the other direction, i.e. "never true" was connected with a low problem level. Theoretically a curvilinear relationship would have been expected, with a tendency that both "always true" and "never true" were connected with signs of dysfunction in the family. The relations discussed above between items and dysfunction were again only obvious as to the answers of the mothers. Only 5 respectively 7 of the items answered by the fathers showed a significant relationship to signs of family dysfunction. The authors also compared the discriminatory power of the FACES answers and the combined interview data on psychological distress symptoms and family dysfunction with respect to the capacity to separate the "problem" children from the non-clinical children. 84 % of the children were correctly classified according to interview data and 58-68 % correctly classified according to the FACES scores.

Other aspects on FACES

As was mentioned before, FACES I contained a "social desirability" scale consisting of 15 items. The answers on this scale differ significantly between the fathers of the clinical and non-clinical groups. The fathers of the behaviorally disturbed children gave more socially desirable answers. There was no difference between the mothers.
According to the Circumplex Model the parents of one family, at least a non-clinical family, ought to evaluate their family in a similar way, which would result in a high correlation between the answers of the fathers and mothers of the same family. The correlations found, however, were fairly low. The answers for mothers and fathers of the same family correlated 0,47 for cohesion in the non-clinical group and 0.16 in the clinical group. For adaptability the corresponding figures were 0.30 and 0,24 for the non-clinical and the clinical group respectively. Another feature of the Circumplex Model is the independence between the dimensions of cohesion and adaptability. In this study, however, the author found a correlation (PEARSON'S corr.) between the scores of cohesion and adaptability for both, fathers and mothers. These correlations exceeded the correlations between the parents' scores on cohesion and adaptability within the same family.

The significance for the Circumplex Model of these and the earlier referred findings will be discussed in the last section of this paper. First some aspects of another version of FACES, namely FACES 60, will be discussed.

FACES-60

This version of FACES consists of 60 items measuring cohesion and adaptability. The "social desirability" items are eliminated in this version. The family members consider each item on a scale with five steps. Does he/she find a certain statement about the family valid "almost never", "seldom", "sometimes", "often" or "almost always". OLSON et al started with letting 464 adults answer 90 questions which were reduced to 60 and later to 50 questions. No reliability was calculated for the 60-item version. The 50-item version shows a Chronbach's alfa reliability of 0.91 for cohesion and 0.80 for adaptability. A test-retest reliability study was carried out on 124 high school students who were asked to describe their family of origin. The time lapse between the first and second administration of the questionare was 4-5 weeks. The Pearson's correlation was 0.83 for cohesion and 0.80 for adaptability. The test-retest reliability for all 50 items was 0.83.

Validation of FACES-60

This version of FACES is under validation in several Swedish studies. It is too early to give any definite results, but some preliminary results may be of interest.

CEDERBLAD and HÖÖK (1984 c) have studied about 250 families in an epidemiological study. These families are a random sample out of the normal population, 50 % coming from rural areas and the other 50 % from urban areas. The children were of five different ages, 3, 6, 12 and 15 years old. There were about the same amount of children in each age group. The parents answered FACES-60 and were also subjected to a home interview, focussing on individual psychological problems and symptoms as well as marital problems within the family. A school interview was performed focussing on behavior problems in the child. The problems and the symptoms of the children were measured by symptom

check lists, RICHMAN's check list for pre-school children and RUTTER's for schoolchildren.
The authors found no correlations between the scores on cohesion and adaptability for the fathers and mothers and different measures of disturbance of family relations and psychological problems registered on check lists and in the different interviews.

In this study, the dimensions of cohesion and adaptability were found to be independent, there was no correlation between the scores for neither mothers nor fathers.

Even if it does not seem to be possible to differentiate between different levels of behavior problems and relational problems in a normal group by FACES-60, CEDERBLAD found in a preliminary study comparing FACES-60 scores of clinical and normal families, that the clinical group was significantly more located in the "disengaged" side of the cohesion dimension. This was true, however only for the scores of the mothers. The scores of adaptability did not correlate with the clinical/nonclinical status of the families. In the epidemiological study of 250 families performed by CERBLAD and HÖÖK, several single items of FACES-60 showed a high correlation both with the level of behavioral problems and the amount of relational problems, precisely as was found with FACES I. I will later discuss the use of these findings.

Discussion and conclusions regarding FACES.

Consistent with the findings of PORTNER and BELL, CEDERBLAD et al. find a larger proportion of answers of the parents of behaviorally disturbed children in FACES falling outside the "balanced" area of the Circumplex Model, than they find answers of the parents of a non-clinical group. At least with FACES I the difference between the groups is more pronounced if both dimensions are considered simultaneously, than if the two axis of the Circumplex Model are considered independently. Correlations between independent measures of the childrens' behavior deviance and family dysfunction respectively, and scores on cohesion and adaptability, considered separate or together are not convincingly high, nor is the discriminative power of FACES. The conclusion is that FACES I and FACES-60 in their Swedish version are less suitable for research in our society. The authors suggest that part of the reason for the low validity might be, that the Swedish translation changes the flavour of the questions or that they are interpreted differently by Swedish subjects than by Americans. According to my opinion it might be a little too early to declare FACES I and FACES-60 "dead" already. OLSON et al. (1983) say "It is possible that it is less important, where the family falls in the Circumplex Model, than how they feel about their levels of cohesion and adaptability". This hypothesis should be tested before FACES I and FACES-60 could be regarded as less suitable for research in Sweden. As CEDERBLAD points out, the Swedish version of FACES II is not yet tested. There is also a possibility to use the correlation of the single items of FACES I and - FACES-60 in conjunction with other direct measures of family relations, i.e. interview data and indirect measures of family relations, i.e. behavior disturbances in the children.

<u>Comments regarding the Circumplex Model</u>

The experience of CRS, FACES I and FACES-60 by CEDERBLAD and others raises some questions regarding the Circumplex Model.

One of their questions is related to that by BILBRO and DRYER (1981) who ask whether the cohesion dimension as defined by OLSON is unidimensional or whether it is composed of several though related aspects of cohesion. The difficulties of rating the subscales on cohesion on CRS might indicate, that the Circumplex Model is too simplistic. CEDERBLAD et al suggest, in concordance with clinical experience, that different subsystems in the family often act in opposite fashions. The mother-child dyad might look enmeshed, while the mother-father dyad at the same time looks disengaged. The raters may very well agree on what they see on the video tape, but they might reach different conclusions when they have to decide whether the family is enneshed or disengaged. In a similar way one parent may control the interaction in the family in a rigid way at the beginning of a desicion-making task, while, when the leadership fails, the interaction gradually gets more and more chaotic. The raters may again agree on what they see but differ in their conclusions as to whether the family is mostly rigid or chaotic, when it comes to the leadership/control subscale of adaptability. The low correlations of FACES scores with the status of the family as clinical or non-clinical and the similar low correlations with independent direct or indirect interview-based measures of family relations might be due to the fact/that in one "extreme" family chaotic and rigid processes might be intermingled. OLSON is well aware of the fact, that chaotic and rigid processes in families are closely related, i.e. a dysfunctional family in its efforts to cope with internal or external stress may jump from one extreme way of functioning to another (OLSON et al. 1983), and in relation to some critique by BEAVERS and VOLLNER (1983) he has redefined "cohesion" and excluded the aspect of autonomy. But he has not yet thoroughly discussed the question of the purity of the main dimensions of the Circumplex Model as they are operationalized and measured by FACES and CRS, nor has he convincingly showed that a single family with a dysfunctional way of functioning at a given time is either rigid <u>or</u> chaotic, enmeshed <u>or</u> disengaged. The high correlation of several items in both FACES I and FACES-60 with independent measures of family relations can support the hypothesis, that a family might be high on for instance both, the chaotic and the rigid process scores at the same time, but that these signs of dysfunction cancel each other out when the items are added to subscales and the subscales to the main dimensions. So there is some doubt whether the Circumplex Model is valid and whether the constructions of FACES and CRS permit a valid quantification of the dimensions of cohesion and adaptability.

There are also some doubts, whether adaptability and cohesion can be considered to be independent variables in the Circumplex Model. In the Cederblad studies a considerable correlation was found between the axis of the Swedish version of FACES I, no such correlation was however found in FACES-60.

Direction of future work

In Sweden, THORSLUND is engaged in work on the circumplexity of the Circumplex Model. GUSTAVSSON is working on further development of the CRS. CEDERBLAD and HÖÖK are making two new scales FANS I and II from the items of FACES I and FACES-60 respectively, with high correlation to independent measures of family interaction. My own work has two aims in relation to the Circumplex Model. The first is to test the hypothesis formulated by OLSON; that the families opinion about their cohesion and adaptability might be more related to functional/dysfunctional family relations than their actual position on the Circumplex Model in terms of extreme or balanced positions. The second aim is to make a further validation of FACES-60 and a validation of the scale FANS (FACES New Scales) II, constructed of the items in FACES-60, which in CEDERBLAD's study correlated best with independent measures of family relations. I hope to be able to report from these studies within a year.

FIGURE 1. CIRCUMPLEX MODEL: SIXTEEN TYPES OF MARITAL AND FAMILY SYSTEMS

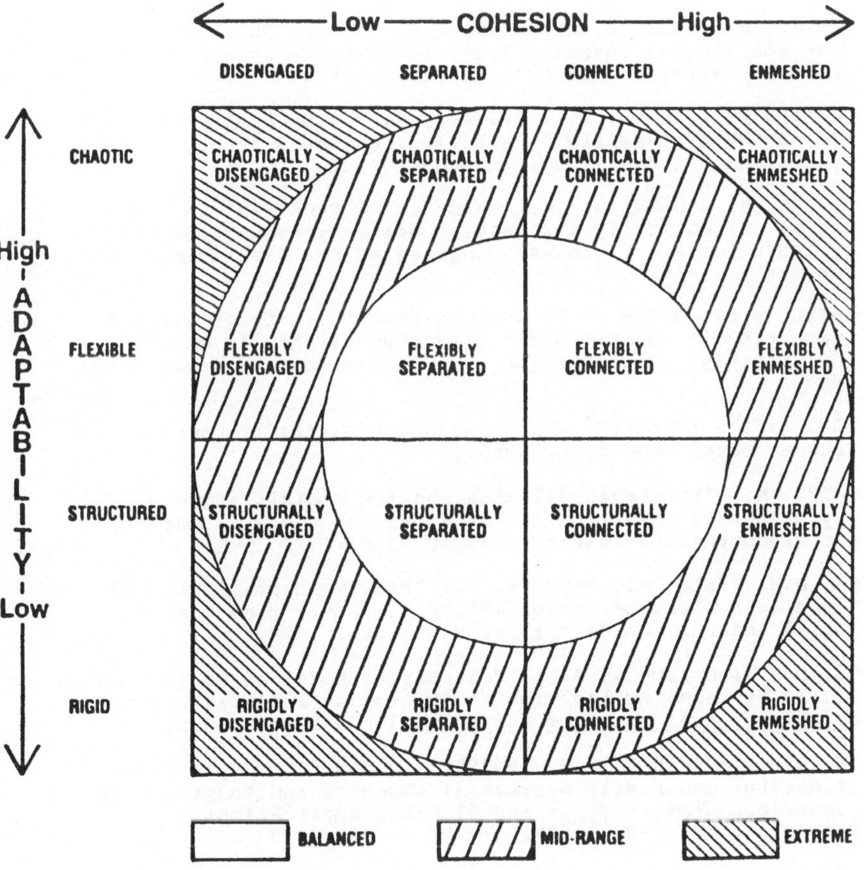

REFERENCES

BEAVERS, W.R. & VOELLER, M.N.: "Family models: Comparing and Contrasting the Olson Circumplex Model with the Beaver Systems Model with the Ceaver Systems Model". Fam. Proc. 22: 85-98, 1983.

BELL, R: In Olson D.H., Bell, R.& Portner, J.: "FACES II". Report from Family Social Science University of Minnesota, 1982.

BILBRO, T. & DREYER, A.: "A Methodological Study of a Measure of Family Cohesion". Fam. Proc. 20: 419-428, 1981.

CEDERBLAD, M., HÖÖK, B. & SVEDIN, C-G.: a) "FACES - Family Adaptability and Cohesion Evaluation Scales according to D. OLSON. A validation study". In press, 1984.

CEDERBLAD, M., LUNDIN, B. & GUSTAVSSON, P.: b) "CRS - Clinical Rating Scale of Family Interaction developed by David Olson: Evaluation and revision". In press, 1984.

CEDERBLAD, M. & HÖÖK, B.: c) "FACES 1 and FACES-60 - A validation of two family interaction scales". Manuscript for presentation at the annual Congress of the Swedish Medical Association, 1984.

CROMWELL, R.E., OLSON, D.H. & FOURNIER, D.G.: "Diagnosis and evaluation in marital and family counseling". In Olson, D.H. (Ed) Treating relationships, Lake Mills Iowa, Graphic Press, 1976.

GURMAN, A.S. & KNISKERN, D.P.: "Handbook of family therapy". Brunner/Mazel, New York, 1980.

HOROWITZ, M.: "Strategic dilemmas and the socialization of psychotherapy researchers". Presidential address: Society for Psychotherapy research, Aspen, 1981.

OLSON, D.H., BELL, R., PORTNER, J.: "Family Adaptability and Cohesion Evaluation Scales (FACES)". Report from Family Social Science, University of Minnesota, 1978.

OLSON, D.H. & CRADDOCK, A.E.: "Circumplex Model of Marital and Family Systems: Application to Australian Families". Austr. Journal of Sex, Marriage & Family, 1: 2; 53-69, 1979.

OLSON, D.H., SPRENKLE, D.H., RUSSELS, C.S.: "Circumplex Model of Marital and Family Systems 1: Cohesion and Adaptability Dimensions, Family Types and Clinical Applications". Fam. Proc. 18: 3-28, 1979.

OLSON, D.H. & KILLORIN, E.: "Clinical Rating Scale for the Circumplex Model of Marital and Family Systems". Family Social Science, University of Minnesota, 1980.

OLSON, D.H., McCUBBIN, H.I., BARNES, H., LARSEN, A., MUXEN, M. WILSON, M.: "Family Inventories. Inventories used in a National Survey of Families across the Family Life Cycle". In report from Family Social Science, University of Minnesota, 1982.

OLSON, D.H. & McCUBBIN, H.I.: "Circumplex Model of Marital and Family Systems V. Application to family, stress and crisis intervention". In McCUBBIN, H.I. (Ed.) Family stress, coping and social support, Springer Publ, New York, 198?.

OLSON, D.H., RUSSELL, C.S., SPRENKLE, D.H.: "Circumplex Model of Marital and Family Systems VI. Theoretical Update". Fam. Proc. 22: 69-83, 1983.

PINSOF, W.M.: "Family therapy process research". In GURMAN, A.S. & KNISKERN, D.P., (Ed.) Handbook of family therapy. Brunner/Mazel, New York, 1980.

PORTNER, J.: In OLSON, D.H., BELL, R. & PORTNER, J.: "FACES II". Report from Family Social Science, University of Minnesota, 1982.

RUSSEL, C.S.: "Circumplex Model of Marital and Family Systems III. Emperical evaluation with families". Fam. Proc. 18: 29-45, 1979.

SPRENKLE, D.H. & OLSON, D.H.: "Circumplex Model of Marital Systems: An empirical Study of Clinic and Non-clinic Couples". Journal of Marriage and Family Counceling, 4: 59-74, 1978.

SVEDIN, D-G.: "Skoldaghemselever pa Lagstadiet och deras familjer". Linköping University Medical Dissertations no 181, 1984.

LUDVIGSSON, J., CEDERBLAD, M., GÖRANSSON, A., HELGESSON, M., LARSSON, Y., RICHT, B., RIIS, U., SAMUELSSON, I.B.: "Group Information of Diabetic Children: A Multidisciplinary Approach". In Z. LARON (Ed.) Psychol. Aspects of Diabetes in Children and Adolescents, Karger, Basel, 1982.

ZUR ERFASSUNG VON INTERAKTIONSPROZESSEN IN FAMILIEN VON SUIZIDALEN JUGENDLICHEN

von

U. GUTH & E. NORDMANN

Betrachtet man die Literatur zur Frage der Bedingungen suizidalen Verhaltens, so lassen sich zwei Hauptansätze dieser Forschungsrichtung erkennen: Es handelt sich dabei einerseits um vorwiegend psychoanalytisch orientierte Arbeiten, die die intrapsychische Dynamik bei Suizidalen untersuchen. Die Familie des Suizidalen kommt dabei nur insoweit ins Blickfeld, wie sie sich subjektiv im Suizidalen - mehr oder weniger verzerrt - widerspiegelt.

Als zweite Hauptrichtung der Suizidforschung lassen sich sozialstatistische Untersuchungen betrachten, in denen versucht wird, objektiv erfaßbare Daten als Korrelate der Suizidalität zu erheben. Dazu zählen Merkmale wie Schichtverteilung, Konfession, die aktuelle soziale Situation, Alters- und Geschlechtsverteilung und ähnliches. Zur Frage nach der Familie des Suizidalen hat uns diese Forschungsrichtung den Begriff des "broken-home" beschert. ZILBOORG (1937) hat mit diesem Begriff seine Beobachtungen formuliert, daß viele Suizidale aus unvollständigen Familien stammen. In einer Vielzahl von Untersuchungen wurde später versucht, diesen Zusammenhang zu beweisen oder aber zu widerlegen. Die Ergebnisse konvergieren inzwischen dahingehend, daß in der Tat bis zu 40% aller suizidalen Adoleszenten aus Broken-Home-Familien stammen. Dabei schwankt dieser

Wert - je nach Definition der Kriterien für ein broken home - zum Teil beträchtlich nach oben oder unten (vgl. z.B. BRON 1976, KITAMURA 1982, TRUBE-BECKER 1979).

Die Annahme, mit dem broken home eine spezifische Familienkonstellation bei Suizidalen gefunden zu haben, darf jedoch als widerlegt gelten. Untersuchungen mit klinischen Kontrollgruppen zeigen, daß broken-home-Bedingungen eher ein generelles Merkmal in den Herkunftsfamilien bei den unterschiedlichsten psychischen Störungen darstellen (z.B. SCHNEER, PERLSTEIN, BROZOVSKY 1975). Zum anderen zeigen die Zahlen ja deutlich, daß etwa die Hälfte der suizidalen Jugendlichen aus Familien kommen, die zumindest äußerlich als intakt zu bezeichnen sind. In unserer eigenen Kinder- und Jugendpsychiatrischen Abteilung waren das im Zeitraum 1981/82 genau 52% der stationär behandelten Suizidalen (N = 54). Zur Frage der Beziehungsmuster in diesen intakten Familien gibt es jedoch in der Literatur bisher nur spärliche Angaben.

Im folgenden sollen zunächst psychoanalytische Erklärungsansätze dargestellt werden, soweit sie die Rolle der Familieninteraktion bei der Genese der Suizidalität berücksichtigen. Anschließend wird eine Reihe von Arbeiten erörtert, die auf dem Boden des familientherapeutischen Paradigmas seit den 60er Jahren entstanden sind. Diese Arbeiten haben explizit die intrafamiliäre Dynamik bei Suizidalen thematisiert.

Im Rahmen der psychoanalytischen Beschäftigung mit der Frage der Suizidalität läßt sich ein "klassischer", triebtheoretisch orientierter Ansatz von einem späteren narzißmustheoretischen Konzept unterscheiden. Der klassische Ansatz geht zurück auf eine "Diskussion über Selbstmord, insbesondere über den Schülerselbstmord" im Wiener Psychoanalytischen Verein 1910. Die damaligen Diskussionsbeiträge wurden 1929 im Sonderheft "Selbstmord" der Zeitschrift für psychoanalytische Pädagogik von PAUL FEDERN veröffentlicht. Grundlage der damaligen Konzeption waren die Überlegungen FREUDS in "Trauer und Melancholie", die 3 Kernpunkte enthalten:

1. Ein Selbstmord geschieht nur bei einer Person, die intensive unbewußte Haßgedanken gegen ein Objekt gerichtet hat; er kommt nur zustande bei verdrängten Mordimpulsen, hat also eine Rachetendenz.

2. Der Mordimpuls wird sich aber nur in der Form des Selbstmordes befriedigen, wenn der Träger sich unbewußt mit dem gehaßten, früher aber intensiv geliebten Objekt indentifiziert hat, so daß er den Gehaßten zugleich mit sich selbst tötet.

3. Wohl regelmäßig wirkt beim Selbstmord auch eine Selbstbestrafungstendenz mit. Auf Grund der großen Menge und der Intensität seiner Mordimpulse und Haßregungen erlebt sich der Täter als strafwürdig.

Der Suizid wird damit als Lösung eines Aggressionskonfliktes gesehen. "...kein Neurotiker verspürt Selbstmordabsichten, der solche nicht von einem Mordimpuls gegen andere auf sich selbst zurückwendet." (FEDERN 1929, S. 335)
STEKEL führte als Suizidmotiv dann explizite Rache an den Eltern an: Im Falle eines Familienkonfliktes oder einer Kränkung durch die Eltern "...wollen die Kinder den Eltern den teuersten Besitz rauben, das Leben der Kinder...Die an sich vollzogene Strafe ist also zugleich die Bestrafung des vermeintlichen Urhebers ihrer Leiden". (zitiert nach FEDERN 1929, S. 341)

PAUL FEDERN vertrat dann 1929 in Fortführung dieser Gedanken den Standpunkt, man müsse der Erkenntnis der unbewußten Motive des Selbstmords des Kranken auch die der unbewußten Mordmotive der Umgebung hinzufügen. Damit wurde in der Selbstmorddiskussion erstmals die bisherige intrapsychische Betrachtungsweise der subjektiven Perspektive des Suizidalen erweitert um die Perspektive der anderen Familienmitglieder. FEDERNS Ansatz läßt sich somit als früher Vorläufer einer systemorientierten familiendynamischen Betrachtungsweise verstehen. FEDERN beobachtete die Verhaltensweisen der Angehörigen eines Suizidenten und registrierte erstaunt: "...wie gut der Selbstmord von den Überlebenden vertragen wurde." (FEDERN 1929, S. 386)

Er schreibt weiter: "Kaum jemals bringt jemand sich um, solange eine Person, die für den Gefährdeten maßgebend ist, mit dem sich sein Überich identifiziert, oder die sein Überich gebildet hat oder eine Person, die er liebt, ihn, so wie er ist, am Leben erhalten haben will und das unter allen Bedingungen...Jeder Selbstmörder ist von seiner Mutter- oder Vater-Imago fallengelassen worden." (S. 388)

Diese Einschätzung der Familiensituation bei Suizidalen kulminiert dann schließlich in der bekannten Formulierung, die das Komplement zu der früheren Aussage FREUD's bildet, nämlich: "...niemand will sich selbst töten, den nicht ein anderer tot wünscht". (S. 389)

Soweit zum klassischen analytischen Erklärungsmodell. Der narzißmustheoretische Ansatz, wie er insbesondere von HENSELER (1974) vertreten wird, soll hier nur kurz gestreift werden. Eine gewisse Nähe zu interaktionsorientierten Modellen ergibt sich hier insofern, als die Strukturdefekte des Selbst als Ergebnis einer pathogenen frühen Mutter-Kind-Beziehung gewertet werden. Über die aktuelle Familiensituation zum Zeitpunkt des Suizidversuchs des Jugendlichen, die uns in diesem Zusammenhang vorrangig interessiert, finden sich jedoch keinerlei Angaben.

Die im folgenden diskutierten, systemisch orientierten Arbeiten zur Familiensituation von Suizidalen lassen sich anhand der drei Gesichtspunkte Familienstruktur, Kommunikationsstruktur und affektive Beziehungsmuster darstellen.

Zur Familienstruktur finden sich folgende Angaben: Zwischen den einzelnen Generationen der Eltern, Großeltern und Kinder besteht laut PFEFFER (1982) ein Mangel an klar definierten Grenzen. RICHMAN (1979) beschreibt intensive symbiotische Beziehungen zwischen den Familienmitgliedern mit einer starken gegenseitigen Abhängigkeit. Dagegen seien diese Familien gegenüber der Außenwelt deutlich abgegrenzt. Kontakte über die engen Familienverhältnisse hinaus seien sehr beschränkt. Veränderungen dieser engvermaschten Familienstruktur, die durch Ablösungstendenzen und Autonomiebestrebungen einzelner Familienmitglieder heraufbeschworen werden, wirken bedrohlich und werden bekämpft. GEHRKE und KIRSCHENBAUM (1967) bezeichnen dieses Muster als den "Überlebensmythos der suizidalen Familien": Jedes Mitglied muß in seiner einmal festgelegten, hergebrachten Rolle im Familienrahmen bleiben, um so deren "Überleben" sicherzustellen. Für das suizidale Familienmitglied gilt darüberhinaus nach ROSENBAUM und RICHMAN (1970), daß es auf eine isolierte Position innerhalb dieses Familienrahmens in rigider Weise festgelegt ist.

Zu den affektiven Beziehungen und Interaktionsmodi zwischen den Familienmitgliedern ergibt sich folgendes Bild: Nach RICHMAN (1979) ist eine feindselige und aggressive Haltung gegenüber dem Suizidalen kennzeichnend für solche Familien. In seiner Untersuchung anhand eines Familieninterviews berichtet er bei 19 von 35 Familien explizite oder implizite Todeswünsche gegenüber dem Suizidpatienten. RICHMAN bezeichnet diese Gruppe folgerichtig als "malevolent families". Offene oder versteckte Feindseligkeit von seiten der Eltern beschreiben ebenso STONE (1973) und SPERLING (1980), die damit die Beobachtung von FEDERN bestätigen. Nach HOBRÜCKER, RAMBOW und SCHMITZ (1980) erleben Suizidale die Situation zu Hause selbst voller Spannung und mit dem Gefühl, deplaziert und lästig zu sein. Der suizidale Jugendliche wird damit nach RICHMAN (1979) zum Sündenbock, der für die Familienprobleme verantwortlich gemacht und bestraft wird. Seine isolierte und hilflose Position macht es ihm zudem unmöglich, sich gegen diese Abwertung durch die anderen Familienmitglieder zu wehren. Allerdings läßt sich diese Aggressivität offenbar nicht bei allen Familien nachweisen. RICHMAN (1979) hebt daher eine andere Gruppe von "benevolent families" ab, bei denen nicht die Feindseligkeit gegenüber dem Suizidalen das Hauptmerkmal sei, sondern ein Klima der Hilflosigkeit und Hoffnungslosigkeit.

Entsprechende Angaben, finden sich zu den Kommunikationsmustern in diesen Familien: RICHMAN (1979) hebt den Mangel an gegenseitiger Verständigung zwischen dem Suizidalen und seinen Angehörigen hervor. Er beobachtet einen Mangel an wechselseitigem Geben und Nehmen, stattdessen wird Abgrenzung und Geheimhaltung betont, die Bedürfnisse des Suizidalen werden von seinen Angehörigen nicht wahrgenommen. Stattdessen scheint es in diesen Familien etwas wie eine Undurchdringlichkeit und Empfangsverweigerung für seine verbalen Äußerungen und Botschaften zu geben. Nach HOBRÜCKER, RAMBOW und SCHMITZk (1980) erleben suizidale Jugendliche so viel negative Kontrolle, daß sie es aufgegeben, mit ihren Eltern über persönliche Dinge sprechen zu wollen.

Betrachtet man nun diese Ergebnisse unter dem Blickwinkel der Frage, ob sich überhaupt eine suizidspezifische Familiendynamik beschreiben läßt, dann sind dabei zwei Aspekte zu berücksichtigen. Der erste Aspekt betrifft das Problem der Homogenität oder Heterogenität dieser Gruppe. Es stellt sich also die Frage, ob alle Familien durch eine ähnliche Familiendynamik oder Familienkonstellation gekennzeichnet sind oder ob unterscheidbare Untergruppen auftreten. Bereits die oben angeführten Untersuchungsergebnisse geben Anlaß zu Zweifeln, daß es sich um eine einheitliche Gruppe handeln kann. RICHMAN etwa diskutiert zwar vor allem die malignen Beziehungsmuster der "malevolent families", muß jedoch eine andere Gruppe als "benevolent families" davon abgrenzen. Darüberhinaus ergeben sich Widersprüche in der Beschreibung des suizidalen Familientypus, wenn etwa gleichzeitig einerseits symbiotische Beziehungen, andererseits aber Abgrenzung und Isolation hervorgehoben werden.

Der zweite Aspekt der Frage nach der suizidalen Familiendynamik betrifft das Problem, ob die genannten Beziehungsmuster spezifisch sind für suizidale Verhaltensweisen, also quasi pathognomonisch, oder ob ähnliche Phänomene auch bei anderen Störungsbildern auftreten. Betrachtet man daraufhin die in der Literatur beschriebenen Familiensysteme bei unterschiedlichen Störungsbildern, dann zeigt sich, daß in der Anfangszeit dieser Forschungsrichtung versucht wurde, sogenannte Symptomtypologien zu bilden, also 1:1-Zuordnungen von psychiatrischer Störung und Familienkonstellation. Aus der Schizophrenieforschung sei hier nur kurz erinnert an die Konzepte des "ehelichen Schismas" von LIDZ et al. (1957), der "Pseudogegenseitigkeit" von WYNNE und SINGER (1963), der "Konsensussensitivität" von REISS (1968) und der "undifferenzierten Familienegomasse" von BOWEN (1978).

Bei Familien mit psychosomatischen Patienten beschreibt MINUCHIN (1983) deren Beziehungsdynamik anhand von 5 Merkmalen:

1. Eine starke gegenseitige Verstrickung aller Personen,
2. Eine übertriebene Überfürsorglichkeit untereinander,
3. Eine hohe Rigidität der Familienstruktur,
4. Eine starke Tendenz zur Konfliktvermeidung,
5. Eine Einbeziehung des kranken Kindes in einen Konflikt zwischen den Eltern.

Bei dieser Aufzählung fallen eine Vielzahl von Ähnlichkeiten mit den Familien von Suizidalen auf: So finden sich bei allen Störungsgruppen symbiotische Beziehungsmuster; die Abwehr von

Veränderungs- oder Autonomiebestrebungen scheint ein gemeinsames Merkmal zu sein, ebenso wie die Verwischung der Intergenerationsgrenzen.

Auf Grund der bisher verfügbaren Untersuchungen stellen sich daher zwei Fragen:

1. Stellen Familien von Suizidalen in der Tat eine einheitliche Gruppe dar, was die zugrundeliegenden familiendynamischen Prozesse angeht?

2. Gibt es in der Tat suizidspezifische Familienmuster, die es erlauben, sie von anderen Störungsgruppen eindeutig abzugrenzen?

Ein weiteres Problem bei den referierten Arbeiten betrifft die Frage nach der Qualität der zugrundeliegenden Daten. Bei den dargestellten psychoanalytischen Befunden handelt es sich - mit Ausnahme der Arbeit von FEDERN - entsprechend der analytischen Methode um subjektive Berichte des Suizidalen. Die von RICHMAN und anderen durchgeführten familienorientierten Arbeiten erweitern diesen Ansatz zwar um die Perspektive der übrigen Familienmitglieder, auch hier wird jedoch vorwiegend wieder die subjektive Wahrnehmung der Familienprozesse durch die Angehörigen erfaßt, und nicht die "objektiv" ablaufende, hier und jetzt beobachtbare Interaktion. Hinzu kommt, daß der Schwerpunkt dieser Arbeiten auf retrospektiven Angaben der Familie liegt. Nach einem so gravierenden Ereignis wie dem Selbstmordversuch eines engen Angehörigen stellt sich jedoch in besonderer Weise die Frage nach dem Zusammenhang zwischen berichtetem und tatsächlichem Verhalten. Der Einfluß systematischer Abwehrverzerrungen und ähnlicher Faktoren ist nicht sicher abzuschätzen.

Für unseren eigenen Untersuchungsansatz liegt daher die Frage nach dem objektiv beobachtbaren, hier und jetzt stattfindenden

Interaktionsverhalten in Familien mit suizidalen Jugendlichen zugrunde. Lassen sich im unmittelbaren Interaktionsverhalten der Familienmitglieder, d.h. vorwiegend in ihrem sprachlichen Verhalten, die beschriebenen oder andere Muster feststellen? Handelt es sich bei diesen Interaktionsmustern um Verhaltensweisen, die in dieser Form in den Familien anderer klinischer Gruppen nicht beobachtet werden können?

Bei der im folgenden dargestellten explorativen Untersuchung an 4 Suizidfamilien und einer Kontrollgruppe von 4 Anorexiefamilien ging es uns insbesondere um die Abbildung von drei zentralen Prozessen im Sprachverhalten der Familienmitglieder:

(1.) Die Problemvermeidung in der Elterngeneration bei gleichzeitiger Verlagerung der Familienprobleme auf den Suizidpatienten.

(2.) Die einseitig auf den Suizidalen gerichteten Aggressions- und Zurückweisungsmuster.

(3.) Das hilflose und angepaßte Verhalten des Suizidalen in der Familie.

EMPIRISCHER TEIL

1. Methode

1.1. Datengewinnung

Zur Stimulation der Familieninteraktion wurde als Datengenerierungsinstrument das "Strukturierte Familieninterview" (SFI) von WATZLAWICK (1966) eingesetzt. Es handelt sich bei diesem Instrument um eines der wenigen standardisierten Verfahren, das es erlaubt, Familieninteraktion unter unterschiedlichen situativen Kontexten bzw. Stimulusbedingungen zu untersuchen. Das Familieninterview ist weniger ein Interview im gängigen Sinne als vielmehr ein Stimulusmaterial, das eine Verhaltensprobe ermöglicht. Bislang existiert zwar keine Taxonomie von Familieninteraktionssituationen, doch kann auf Grund der langjährigen Erprobung des SFI am Mental Research Institute Palo Alto davon ausgegangen werden, daß hier relevante Familiensituationen erfaßt werden. Inzwischen existiert zudem eine Vielzahl von englischsprachigen Untersuchungen (z.B. HASSAN 1974, KIRSCHENBAUM et al. 1974, LEIGHTON et al. 1971, MURRELL & STACHOWIAK 1967, RISKIN & FAUNCE 1972, SOJIT 1969, 1971, WATZLAWICK et al. 1970), in denen das SFI zur Anwendung kommt. Im deutschen Sprachraum liegen allerdings außer der Arbeit von SCHNEIDER-DÜKER & SCHNEIDER (1980) bisher keine Erfahrungen mit dem SFI vor.

Das Interview besteht aus 5 Teilen, die unter dem Gesichtspunkt zusammengestellt wurden, bedeutsame Interaktionssituationen für die Familie herzustellen. Es sind dies: Eine Konfliktlösungsaufgabe ("Familienprobleme"), eine Entscheidungsfindungsaufgabe ("etwas gemeinsam planen"), eine Aufgabe zum Interaktionsverhalten des Elternpaares ("Kennenlernen"), eine Aufgabe zur Informations- und Einstellungsvermittlung der Eltern an die Kinder ("Sprichwort") und eine Aufgabe, mit der die Rollenverteilung in der Familie ("Hauptfehler") erfaßt werden soll. Die Interviews wurden auf Video aufgezeichnet, die Texte wurden transkribiert.

1.2 Analyseinstrument

Als Analyse-Instrument für die quantitative Analyse wählten wir die "Family Interaction Scales" von RISKIN & FAUNCE (1970), ein

Tab . 1: F A M I L Y - I N T E R A C T I O N - S C A L E S RISKIN & FAUNCE (1970)

SKALA	SUBKATEGORIE	BESCHREIBUNG
Übereinstimmung (agree)	1. Übereinstimmung	- direkte Zustimmung, Zustimmung durch Ausschmücken - explizite Zustimmung zu Vorschlägen, Meinungen, Tatsachen
	2. Ablehnung	- direktes Ablehnen - Ablehnen durch Gegenvorschlag oder Gegenargument - explizites nicht-Zustimmen zu Meinungen, Tatsachen - Berichtigungen, Aufzeigen von Widersprüchen
Themenkontinuität (Topic)	1. Fortführen des Themas	die einzustufende Äußerung hat das selbe Thema wie die unmittelbar vorhergehende
	2. angemessener Themenwechsel	die einzustufende Äußerung weicht zwar thematisch von der vorhergehenden ab, trägt aber dennoch zur Diskussion bei
	3. unangemessener Themenwechsel	Abweichung vom Thema der unmittelbar vorhergehenden Äußerung, irrelevanter Beitrag zur Fragestellung
Standpunkt (Commitment)	1. spontanes Äußern eines Standpunktes	- Beschreibung von Gefühlen - Behauptungen und Tatsachen, die nachdrücklich geäußert werden - Vorschläge, Befehle
	2. Aufforderung nach Stellungnahme	- Fragen und Bitten nach persönlicher Meinung, Vorlieben, Motiven, genaueren Gründen - Fragen, die eine Person auf einen Standpunkt festlegen sollen
	3. adäquate Antwort auf Aufforderung	
	4. inadäquate Antwort	

Instrument, das den Anspruch erhebt, die Interaktion der gesamten Familie als Einheit zu untersuchen. Basierend auf JACKSON (1957) und SATIR (1964) entwickelten die Autoren ihre Skalen, die eher am Prozeßcharakter und Stil der Interaktion orientiert sind als an inhaltlichen Gegebenheiten. RISKIN & FAUNCE gehen davon aus, daß weniger die aktuell manifesten Inhalte als vielmehr die sich ständig wiederholenden Interaktionsmuster die Persönlichkeitsentwicklung eines Kindes prägen.

Das Instrument besteht aus 6 Skalen, wobei wir uns für unsere Analyse auf 4 Skalen beschränkten - nämlich die Skala "wer spricht zu wem", "Übereinstimmung", "Themenkontinuität", "Standpunkte" (siehe Tabelle).

Die Texte wurden von zwei Projektmitarbeitern kodiert, die Raterübereinstimmung war befriedigend hoch, sie betrug im Mittel 87 % bzw. .90 nach dem Kappa-Koeffizient von COHEN.

1.3. Untersuchungsgruppen

Eine Gruppe von vier Familien mit einem Suizidalen IP wurde mit einer Kontrollgruppe von vier Familien von Anorexiepatienten verglichen. Die beiden Gruppen waren hinsichtlich der Familiengröße parallelisiert: In jeder Gruppe waren 3 vier- und eine fünfköpfige Familie vertreten. Bezüglich des Alters der Indexpatienten, dem sozioökonomischen Status und der Schulbildung der Kinder waren die beiden Gruppen vergleichbar, nicht aber bezüglich des Geschlechts der Patienten: In der Gruppe suizidaler Jugendlicher fanden sich 2 Jungen und 2 Mädchen, in der Kontrollgruppe hingegen nur Mädchen. Hierin ist zwar eine mögliche Einschränkung der Gültigkeit der Befunde zu sehen, die uns jedoch auf Grund des explorativen Charakters der Studie vertretbar erscheint.

2. Hypothesen

Eine Operationalisierung der allgemeinen Fragestellungen in 8 Hypothesen erfolgte anhand der Skalen der "Family Interaction Scales" von RISKIN & FAUNCE (1970):

Verlagerung der Familienprobleme auf den Index-Patienten, in der Elterngeneration Problemvermeidung:

1. Die Eltern sprechen wenig miteinander, sondern richten ihre Äußerungen vor allem an den IP (Skala "wer spricht zu wem")

2. Die Eltern äußern zueinander weniger spontane Stellungnahmen als zu den Kindern
(Skala "Standpunkte")

3. Die Eltern richten die Forderung nach einer Stellungnahme vor allem an den IP
(Skala "Standpunkte")

4. Hohe Übereinstimmung zwischen den Eltern
(Skala "Übereinstimmung")

Auf den Suizidalen gerichtete Aggressions- und Zurückweisungsmuster.

5. Im Gegensatz zu den anderen Familienmitgliedern werden an den IP mehr ablehnende und weniger zustimmende Äußerungen gerichtet
(Skala "Übereinstimmung")

Hilfloses, angepaßtes Verhalten des suizidalen Jugendlichen:

6. Der IP äußert mehr Übereinstimmung und weniger Ablehnung als alle anderen Familienmitglieder (Skala "Übereinstimmung")

7. Der IP äußert seltener als andere Familienmitglieder spontane Stellungnahmen (Skala "Standpunkte")

8. Der IP initiiert weniger Themenwechsel als die anderen Familienmitglieder (Skala "Themenkontinuität")

3. Ergebnisse

3.1. Auswertung

Die Rohdaten liegen für jede Subkategorie einer Skala in Form von Häufigkeiten vor. Im ersten Auswertungsschritt wurden die Daten in Form von Einzelfallanalysen für jedes Familiensystem gesondert verrechnet. Diese Ergebnisse zeigen für die interessierende Gruppe der Suizidfamilien insgesamt kein einheitliches Bild, es ergeben sich daraus zunächst noch keine Hinweise für die Annahme, in Familien mit einem suizidalen jugendlichen Familienmitglied würde die Interaktion nach einem bestimmten einheitlichen Muster ablaufen. Da jedoch für einige der Subskalen die Zellbesetzungen zu gering sind, um teststatistische Verfahren in Anwendung bringen zu können, sind die Resultate der Einzelfallanalysen noch weitgehend unbefriedigend.

Für den nächsten Auswertungsschritt wurden dann die vier Familien einer jeden Gruppe durch Aufsummieren der Rohdaten zusammengefaßt. Das Grundmuster der Auswertungen besteht darin, Verteilungsunterschiede in der Äußerungsmenge zwischen den einzelnen Familienmitgliedern zu prüfen. Für eine teststatistische Absicherung mittels CHI^2-Test wurden die jeweils empirisch beobachteten mit den theoretisch erwarteten Häufigkeiten jeder Subskala verglichen. Da es sich gezeigt hatte, daß die Redebeiträge der einzelnen Familienmitglieder höchst ungleich verteilt sind, wurden die Erwartungswerte nach dem jeweiligen Sprecher- bzw. Höreranteil korrigiert. (Bei der Darstellung der Einzelergebnisse auf den folgenden Seiten wird nur auf die Gruppe der Suizidfamilien eingegangen.)

Im 3. Auswertungsschritt werden die Häufigkeitsverteilungen zwischen den beiden Untersuchungsgruppen verglichen.

3.2. Darstellung einzelner Ergebnisse

Zu Fragestellung 1:

Problemvermeidung in der Elterngeneration durch Verlagerung der Familienprobleme auf den IP:

<u>Hypothese 1:</u> Die Eltern sprechen wenig miteinander, sondern richten ihre Äußerungen vor allem auf den IP (Skala "Wer spricht zu wem").

	M zu V	M zu IP	M zu G	V zu M	V zu IP	V zu G	Σ	CHI²	df
Suizid-familien	117 (84.3)	92 (84.3)	44 (84.3)	102 (98.7)	132 (98.7)	62 (98.7)	549	57.6 ***	5
Anorexie-familien	62 (84)	100 (84)	90 (84)	61 (74.7)	69 (74.7)	94 (74.7)	476	17.1 **	5

Tab. 2: *) Verteilung der Äußerungsrichtung der Eltern innerhalb der beiden Untersuchungsgruppen (Skala "Wer spricht zu wem")
M = Mutter, V = Vater, IP = Indexpatient, G = Geschwister

Aus der Tabelle 2 wird ersichtlich, daß <u>innerhalb</u> jeder Gruppe die Redebeiträge der Eltern zu den einzelnen Familienangehörigen sehr ungleich verteilt sind ($CHI^2 = 57.6$ für die Gruppe der Suizidfamilien, $CHI^2 = 17.1$ für die Kontrollgruppe, bei jeweils

---

*) <u>Legende zu Tabelle 2:</u>

*** CHI^2-Wert auf dem 0,1%-Niveau signifikant
** CHI^2-Wert auf dem 1 %-Niveau signifikant

Berechnung des Erwartungswertes: Anzahl der Äußerungen eines Elternteils/Anzahl der angesprochenen Personen; df: Anzahl der Freiheitsgrade

5 Freiheitsgraden). Ein Vergleich der empirisch beobachteten Werte (obere Zahl) macht deutlich, daß die Hypothese nur zum Teil bestätigt werden kann: So wird der suizidale IP von den Eltern zwar relativ häufiger als seine Geschwister angesprochen, jedoch tauschen die Eltern entgegen unseren Erwartungen viele Äußerungen miteinander aus.

	Äußerungen der Eltern an			
	Ehepartner	IP	G	Σ
Suizidfamilien	219 (183.2)	224 (210.5)	106 (155.3)	549
Anorexiefamilien	123 (158.8)	169 (182.5)	184 (134.7)	476
Σ	342	393	290	1025
CHI^2	15 ***	1.9 n.s.	33 ***	

Tab. 3: Verteilungsprüfung der Äußerungen der Eltern zwischen den Gruppen

Die Prüfung der Häufigkeitsverteilungen zwischen den Gruppen weist auf ein hochsignifikant unterschiedliches Redeverhalten zwischen Suizidfamilien und Anorexiefamilien hin (siehe Tabelle 3): In den Suizidfamilien sprechen die Eltern relativ zum Erwartungswert mehr miteinander, in den Anorexiefamilien weniger. In der Suizidgruppe werden die Geschwister von den Eltern selten, in der Kontrollgruppe häufig angesprochen. Tendenziell wenden sich die Eltern des Suizidalen häufig an diesen, die Anorexiepatientinnen werden hingegen relativ seltener von den Eltern angeredet. (Die Redebeiträge der Eltern wurden zusammengefaßt, da zwischen den beiden Elternteilen keine statistisch bedeutsamen Verteilungsunterschiede gefunden worden waren.)

Hypothese 2: Die Eltern äußern zueinander weniger spontane Standpunkte als zum IP (Skala "Standpunkte").

	M zu V	M zu IP	M - G	V - M	V - IP	V - G	Σ	CHI²	df
Suizid-familien	44 (4o.5)	34 (31.8)	12 (15.2)	40 (35.3)	39 (45.7)	21 (21.5)	190	1.8 n.s.	5
Anorexie-familien	14 (12)	13 (19.3)	23 (17.4)	8 (11.8)	11 (13.3)	23 (18.2)	92	7.1 n.s.	5

Tab. 4: *) Verteilungsprüfung der von den Eltern spontan geäußerten Standpunkte, relativ zu den Redebeiträgen, innerhalb jeder Gruppe

Wie aus Tabelle 4 zu ersehen ist, bestehen hinsichtlich der von den Eltern spontan zu den einzelnen Familienmitgliedern geäußerten Standpunkte keinerlei signifikante Verteilungsabweichungen innerhalb jeder Gruppe, d.h. die Hypothese wurde nicht bestätigt. Allerdings wurde ein hochsignifikanter Unterschied zwischen den beiden Gruppen gefunden (siehe Tabelle 5): Relativ zu den Erwartungswerten äußern die Eltern der Suizidalen häufig spontane Standpunkte zueinander und zum IP, selten jedoch zum anderen Kind. Genau entgegengesetzt ist das Verhalten der Eltern der Anorexiepatientinnen.

---

*) Berechnung der Erwartungswerte: Randsumme * Redeanteil einer Person zu einer anderen Person

	Äußerungen der Eltern Ehe-partner	an IP	G	Σ
Suizid-familien	84 (71.4)	73 (65.4)	33 (53.2)	190
Anorexie-familien	22 (34.6)	24 (31.6)	46 (25.8)	92
Σ	106	97	79	282
CHI²	6.7 **	2.7 n.s.	23 ***	

Tab. 5: Verteilungsprüfung der von den Eltern spontan geäußerten Standpunkte zwischen den Gruppen

Hypothese 3: Die Aufforderung zu einer Stellungnahme richten die Eltern an den IP (Skala "Standpunkte").

Die signifikanten CHI^2-Testwerte in beiden Gruppen weisen auf eine ungleiche Verteilung innerhalb der Gruppen in dieser Subskala hin. Für die Gruppe der Suizidfamilien finden wir die Hypothese bestätigt: Die Eltern fordern in erster Linie den Patienten zu einer Stellungnahme auf und erst in zweiter Linie das andere Kind. Entsprechend unserer Annahme fordern die Eltern voneinander selten eine Stellungnahme (siehe Tabelle 6).

	M - V	M - IP	M - G	V - M	V - IP	V - G	Σ	CHI²	df
Suizid-familien	6 (17.3)	18 (13.6)	8 (6.5)	12 (15)	24 (19.5)	13 (9.1)	81	12.4 *	5
Anorexie-familien	6 (10)	18 (16.2)	22 (14.6)	4 (9.9)	13 (11.2)	14 (15.2)	77	11.8 *	5

Tab. 6: Prüfung der Verteilung der von den Eltern geforderten Stellungnahmen - vgl. innerhalb jeder Gruppe

Ein signifikanter Gruppenunterschied wurde nicht gefunden.

Hypothese 4: Die Eltern äußern zueinander mehr Übereinstimmungen als Nicht-Übereinstimmungen (Skala "Übereinstimmung").

		M - V	V - M	Σ	CHI^2	df
Suizid-	ÜB	21 (25.6)	27 (22.4)	48	4.7 *	1
familien	n. ÜB	25 (19.8)	12 (17.2)	37		
Anorexie-	ÜB	16 (15.6)	15 (14.4)	31		
familien	n.ÜB.	10 (8.1)	6 (7.6)	16	0.9 n.s.	1

Tab. 7: Verteilung der von den Eltern zueinander geäußerten Übereinstimmungen und Ablehnungen, relativ zum Redeanteil

Für die Gruppe der Suizidfamilien wird ein Verteilungsunterschied der von den Eltern zueinander geäußerten Übereinstimmungen und Ablehnungen auf dem 5% - Niveau signifikant (CHI^2 = 4.7, df = 1), doch verhalten sich die beiden Elternteile nicht gleich: Die Mütter stimmen mit den Vätern seltener überein und äußern häufiger Ablehnungen, verglichen mit den nach den Redeanteilen korrigierten Erwartungswerten. Genau umgekehrt, im Sinne einer Hypothesenbestätigung, ist das Verhalten der Väter (vgl. Tab. 7).

In der Kontrollgruppe finden sich keine statistisch signifikanten Verteilungsabweichungen. Ein Unterschied zwischen den Gruppen ist nur für die Unterkategorie der Übereinstimmungen auf dem 5 % - Niveau signifikant (CHI^2 = 5.8, df = 1).

Zu Fragestellung 2:

Einseitig auf den suizidalen Jugendlichen gerichtete Aggressionsmuster

Hypothese 5: An den IP werden mehr ablehnende und weniger zustimmende Äußerungen gerichtet als an andere Familienmitglieder (Skala "Übereinstimmung").

		M	V	IP	G	Σ	CHI²	df
Suizid-familien	ÜB	39 (35.1)	64 (50.8)	27 (39.6)	16 (2o.5)	146	9.1 *	3
	n.ÜB.	33 (32.7)	49 (47.3)	37 (39.6)	17 (19.1)	136		
Anorexie-familien	ÜB	61 (51.5)	38 (41.1)	41 (44.6)	44 (46.8)	184	5.9 n.s.	3
	n.ÜB.	30 (27.4)	26 (21.9)	16 (23.8)	26 (24.9)	98		

Tab. 8: Verteilung der erhaltenen Zustimmungen und Ablehnungen auf die Familienmitglieder

In der Gruppe der Suizidfamilien erhalten die einzelnen Familienmitglieder signifikant unterschiedlich viele Übereinstimmungen und Ablehnungen, wieder relativ zu der Gesamtredemenge an erhaltenen Äußerungen. Die Hypothese kann als teilweise bestätigt angesehen werden, da die suizidalen Patienten tatsächlich relativ weniger zustimmende Verbalreaktionen erhalten als die Angehörigen. Sie erhalten jedoch nicht mehr ablehnende Äußerungen als diese. In der Kontrollgruppe finden sich keine bedeutenden Verteilungsunterschiede. Bezüglich der Subkategorie "Übereinstimmung" wurde ein signifikanter Gruppenunterschied (CHI^2 = 13.2, df = 3) beobachtet.

Zu Fragestellung 3:

Angepaßtes und hilfloses Verhalten des Suizidalen in der Familie

Hypothese 6: Der suizidale Jugendliche äußert im Gegensatz zu seinen Angehörigen mehr Zustimmungen und weniger Ablehnungen (Skala "Übereinstimmung").

In keiner der beiden Gruppen wurden hinsichtlich der Äußerungen von Übereinstimmungen und Ablehnungen Verteilungsunterschiede zwischen den Familienmitgliedern registriert, die Hypothese wurde also nicht bestätigt. Ebensowenig unterschieden sich die beiden Untersuchungsgruppen voneinander.

Hypothese 7: Seltener als andere Familienmitglieder vertritt der suizidale Jugendliche spontan einen Standpunkt (Skala "Standpunkte").

	M	V	IP	G	Σ	CHI^2	df
Suizid-familien	111 (109.3)	133 (127.8)	92 (90.7)	54 (62.2)	390	1.3 n.s.	3
Anorexie-familien	70 (82.7)	61 (73.5)	69 (55.1)	72 (60.7)	272	9.7 *	3

Tab. 9: Verteilung der von den Familienmitgliedern spontan geäußerten Standpunkte, relativ zu den Redeanteilen.

In der Gruppe der Suizidfamilien können keine signifikanten Unterschiede in den Häufigkeitsverteilungen beobachtet werden, daher muß auch diese Hypothese verworfen werden. Jedoch unterscheiden sich die beiden Gruppen signifikant voneinander ($CHI^2 = 11$, $df = 3$).

Hypothese 8: Relativ zu ihrem Redeanteil initiieren suizidale Jugendliche weniger Themenwechsel als ihre Familienangehörigen (Skala "Themenkontinuität").

	M	V	IP	G	Σ	CHI^2	df
Suizid-familien	71 (74.8)	98 (87.5)	46 (62.1)	52 (42.6)	267	7.8 *	3
Anorexie-familien	101 (93.6)	93 (83.2)	48 (57.3)	66 (63.1)	308	4.2 n.s.	3

Tab. 10: Verteilung der von den einzelnen Familienmitgliedern initiierten Themenwechsel

Innerhalb der Familie des suizidalen Jugendlichen unterscheiden sich die Familienmitglieder signifikant voneinander, gemäß der in der Hypothese formulierten Weise: Als einziger in der Familie bringt der suizidale Jugendliche - relativ zur Gesamtredemenge - deutlich weniger Themenwechsel ein. In der Kontrollgruppe sind keine Verteilungsunterschiede feststellbar. Ein Unterschied zwischen den beiden Gruppen wird durch einen hochsignifikanten CHI^2 -Testwert (CHI^2 = 12, df = 3) markiert.

4. Diskussion

Eine Abgrenzung der Suizidfamilien von einer klinischen Kontrollgruppe auf der Basis verbaler Interaktionsmerkmale scheint möglich zu sein: In unserer Untersuchung konnten in 6 der insgesamt 8 Operationalisierungen signifikante Unterschiede zwischen den beiden Untersuchungsgruppen aufgezeigt werden. So ist es zumindest sehr wahrscheinlich, daß die "suizidalen Familien" durch einen spezifischen Interaktionsstil charakterisiert sind, der in dieser Form in den Familien einer anderen klinischen Gruppe nicht zu beobachten ist.

Die eingangs formulierte Annahme von RICHMAN, für die Familien suizidaler Jugendlicher sei ein Kommunikationsverhalten, welches den Jugendlichen in eine Sündenbockposition drängt, charakteristisch, konnte mit unserer Untersuchung in einigen Punkten belegt werden: So scheint der Jugendliche tatsächlich im Zentrum der Aufmerksamkeit der Eltern zu stehen. Er wird wesentlich häufiger angesprochen als die Geschwister, er wird auch öfter als diese gezielt zu Stellungnahmen aufgefordert und erhält wenig positive Zuwendung in Form von übereinstimmenden Verbalreaktionen. Der Patient zeigt seinerseits eine gewisse Passivität im Gesprächsverhalten, indem er auffällig wenig zu einer Themenvielfalt in der Diskussion beiträgt.

Klare Belege, welche die Annahme von RICHMAN widerlegen könnten, liegen indessen nicht vor. Einzig der Befund, daß die Eltern - entgegen unseren Erwartungen - einen relativ hohen Anteil ihrer Äußerungen aneinander richten, könnte entgegen der Hypothese der Konfliktvermeidung in der Elterngeneration interpretiert werden. Da jedoch bei der Skala "Wer spricht zu wem" vom Inhalt der Äußerungen ganz abgesehen wird und es sich nur um eine Häufigkeitsauszählung des Ansprechens bzw. Angesprochen-werdens handelt, kann nicht entschieden werden, ob nicht trotzdem eine Konfliktvermeidung vorliegt. Denn es ist immerhin denkbar, daß die Eltern hauptsächlich über den Patienten sprechen und weniger über ihre Paarkonflikte. Dieser Punkt ist jedoch anhand der vorliegenden Datenbasis nicht zu entscheiden.

Indessen sollte noch ein anderer Aspekt angesprochen werden: In den Einzelfallanalysen zeigte sich eine recht hohe Variabilität zwischen den 4 Suizidfamilien. U.U. könnte dies der Grund dafür sein, weshalb in einigen der Operationalisierungen keine signifikanten Verteilungsunterschiede zwischen den Familienmitgliedern zu beobachten sind. Es könnte sein, daß sich die Familien bzgl. einiger Interaktionsmerkmale so stark voneinander unterscheiden, daß es bei einer Summierung der Einzeldaten zu einer Verwischung der Unterschiede kommt. So sind in den Familien suizidaler Jugendlicher tendenziell einige Interaktionsverhaltensweisen zu beobachten, die den Familien gemeinsam sind und welche eine gewisse Sonderposition des Patienten innerhalb der Familie in einigen Bereichen erkennen lassen. Es muß jedoch vorläufig noch offen bleiben, ob die Suizidfamilien hinsichtlich ihres Interaktionsverhaltens - so wie in der Literatur behauptet wird - tatsächlich eine homogene Gruppe sind oder ob Subgruppen unterschieden werden können. Wir wollen diesen Punkt mit einer größeren Stichprobe und einem breiteren Methodeninstrumentarium weiter verfolgen.

Literatur:

BRON, B.: Suizidversuche bei jungen Menschen. Fortschritte der Neurologie und Psychiatrie 44, 435-446, 1976.

BOWEN, M.: Family therapy in clinical practice. New York: Aronson 1978.

FEDERN, P.: Die Diskussion über Selbstmord, insbesondere den Schülerselbstmord im Wiener Psychoanalytischen Verein 1910. Zeitschrift für psychoanalytische Pädagogik 3, 334-379, 1929.

GEHRKE, S./KIRSCHENBAUM, M.: Survival Patterns in Family Conjoint Therapy. Family Process 6, 67-80, 1967.

HASSAN, S.A.: Transactional and Contextual Invalidation between Parents of Disturbed Families: A comparative Study. Family Process 13, 53-76, 1974.

HENSELER, H.: Narzißtische Krisen. Zur Psychodynamik des Selbstmordes. Hamburg: Rowohlt 1974.

HOBRÜCKER; B./RAMBOW, V./SCHMITZ, G.: Problemanalyse bei weiblichen Jugendlichen nach Suizidversuchen. Praxis der Kinderpsychologie und Kinderpsychiatrie 29, 218-225, 1980.

JACKSON, D.D.: The Question of Family Homeostasis. The Psychiatric Quarterly, Suppl. 3, 79-90, 1957.

KIRSCHENBAUM, M./LEONOFF; G./MALIANO, A.: Characteristic Patterns in Drug Abuse Families. Family Therapy 1, 43-60, 1974.

KITAMURA, A.: Eine vergleichende Untersuchung der Suizidversuche deutscher und japanischer Jugendlicher. Praxis der Kinderpsychologie und Kinderpsychiatrie 31, 191-201, 1982.

LEIGHTON, L./STOLLAK, G./FERGUSSON, L.: Patterns of Communication in Normal and Clinic Families. Journal of Consulting and Clinical Psychology 36, 252-256, 1971.

LIDZ, T./CORNELISON, A.R./FLECK, S./TERRY, D.: The Intrafamilial Environment of the Schizophrenic Patient: 1. The Father. Psychiatry 20, 329-342, 1957.

MINUCHIN, S./ROSMAN, B.L./BAKER, L.: Psychosomatische Krankheiten in der Familie. Klett-Cotta, Stuttgart 1983.

MURRELL, S./STACHOWIAK, J.: Consistency, Rigidity, and Power in the Interaction Pattern of Clinic and Non-Clinic Families. Journal of Abnormal Psychology 72, 265-272, 1967.

PFEFFER, C.R.: Interventions for Suicidal Children and Their Parents. Suicide and Life-Threatening Behavior 12, 241-248, 1982.

REISS, D.: Individual Thinking and Family Interaction III. An Experimental Study of Categorization Performance in Families of Normals, those with Character Disorders and Schizophrenics. J. of Nervous and Mental Disease 146, 384-403, 1968.

RICHMAN, J.: The Family Therapy of Attempted Suicide. Family Process 18, 121-142, 1979.

RISKIN, J./FAUNCE, E.E.: Family Interaction Scales/I. Theoretical Framework and Method. Archives of General Psychiatry 22, 504-512, 1970.

RISKIN, J./FAUNCE, E.E.: An Evaluative Review of Family Interaction Research. Family Process 11, 365-456, 1972.

ROSENBAUM, M./RICHMAN, J.: Suicide: The Role of Hostility and Death Wishes from the Family and Significant Others. American Journal of Psychiatry 126, 1652-1655, 1970.

SATIR, V.: Conjoint Family Therapy. Palo Alto/Cal. 1964.

SCHNEER, H.I./PERLSTEIN, A.P. & BROZOVSKY, M.: Hospitalized Suicidal Adolescent. Journal of Child Psychiatry 14, S. 268-280, 1975.

SCHNEIDER-DÜKER, M./SCHNEIDER, J.: Zur Diagnostik von Interaktionsproblemen in der Familie. Gruppenpsychotherapie und Gruppendynamik 16, 76-90, 1980.

SOJIT, C.M.: Dyadic Interaction in a Doublebind Situation. Family Process 8, 235-260, 1969.

SOJIT, C.M.: The Double Bind Hypothesis and the Parents of Schizophrenics. Family Process 10, 53-74, 1971.

SPERLING, E.: Suizid und Familie. Gruppenpsychotherapie und Gruppendynamik 16, 24-32, 1980.

STONE, M.: The Parental Factor in Adolescent Suicide. Int. J. of Child Psychiatry. 2, 163-201, 1973.

TRUBE-BECKER, E.: Suizid bei Kindern und Jugendlichen. Münchner Medizinische Wochenschrift 112, 750-754, 1979.

WATZLAWICK, P./BEAVIN, J./SIKORSKI, L./MECIA, B.: Protection and Scapegoating in Pathological Families. Family Process, 9, 27-39, 1970.

WYNNE, L./SINGER, M.: Thought Disorder and Family Relations of Schizophrenics. I. Research Strategy. Archives of General Psychiatry 9, 191-198, 1963.

ZILBOORG, G.: Differential Diagnostic Types of Suicide. 35, 1936.

GOAL-ATTAINMENT-SCALING
ERFAHRUNGEN IM KONTEXT EINER FAMILIENPSYCHOTHERAPIE

von

Manfred Heinz, Hildegard Schuth & Wolf-Rüdiger Minsel

Zielsetzungen von Psychotherapie und das Setzen von Zielen innerhalb der Psychotherapie sind in den letzten Jahren wieder stärker in den Brennpunkt des Interesses gerückt (vgl. REITER 1976, TOMAN 1978, LOHMANN 1980, BAUMANN 1981, WITTMANN 1981). Wenn Psychotherapie als ein "geplanter Interaktionsprozeß zwischen Therapeut und Klient... (definiert) ist, ... in dessen Verlauf der Therapeut spezifische wissenschaftlich begründete psychotherapeutische Techniken und Vorgehensweisen einsetzt, um den unerwünschten Zustand des Klienten in Richtung auf einen zu bestimmenden Sollzustand zu verändern" (LOHMANN 1980, S. 15), dann wird die Frage nach den Zielen von Psychotherapie zu einem der wesentlichen Betrachtungsmerkmale von Psychotherapie überhaupt..

Ausgehend von dieser Definition lassen sich einige zentrale Fragen formulieren, beispielsweise:

- Was sind therapeutische Ziele?
- Wie werden therapierelevante Ziele gefunden?
- Wer setzt die Ziele in einer Psychotherapie fest?
- Auf welchen Ebenen oder auf welchem Abstraktionsniveau werden die Ziele festgelegt?
- Wie werden einmal festgelegte Ziele in dem Grad ihrer Erreichtheit kontrolliert?

Solche und ähnliche Fragestellungen wurden schwerpunktmäßig erst in neuester Zeit untersucht. Um die Effektivität von Psychotherapien zu vergleichen, muß man operational definierte Ziele finden, d.h. die Ziele müssen beobachtbar und meßbar sein, um Vergleiche zwischen den Zielerreichtheitsgraden anstellen zu können.

Die Forderung, Ziele zu operationalisieren, bringt jedoch Probleme sowohl theoretischer als auch praktischer Natur mit sich (vgl. REITER 1976). So konnte LOHMANN (1980) etwa aufzeigen, daß die drei Psychotherapiemethoden Psychoanalyse, Verhaltenstherapie und klienten-zentrierte Gesprächspsychotherapie ihre theoretischen Zielangaben auf jeweils unterschiedlichen Abstraktionsebenen und mit unterschiedlichem Grad an Konkretheit machen. Ziele in diesem Sinne lassen sich in Richt-, Grob- und Feinziele bzw. kurz-, mittel- und langfristige Ziele systematisieren. Darüber hinaus werden unterschiedliche Dimensionen oder Zielebenen der therapeutischen Arbeit zugrundegelegt, z.B. die kognitiven, affektiven, behavioralen Zielebenen. Allerdings bleiben derartige Ansätze immer im Formalen verhaftet. Eine konsensfähige Taxonomierung ist bis heute nicht erreicht und wohl auch in absehbarer Zeit nicht erstellbar. Das allein deshalb nicht, weil es insgesamt problematisch ist, zu definieren, was Psychotherapie überhaupt ist.

Trotz dieser theoretischen Mängel läßt sich jedoch pragmatisch mit therapeutischen Zielangaben arbeiten.

1 Goal-Attainment-Scaling (GAS) als Methode der Zielbestimmung und Zielevaluation

Die Entwicklung der Methode des GAS ist im Rahmen der Evaluationsforschung von Gesundheitsprogrammen zu sehen. Das ursprüngliche Ziel des GAS bestand darin, ein Bewertungsinstrument für den Bereich psychotherapeutischer Interventionen zu liefern, wobei als Beurteilungskriterien nicht standarisierte Meßmethoden, sondern interventionsspezifische Zielsetzungen des Einzelfalls herangezogen wurden. Goal-Attainment-Scaling (GAS) ist der Oberbegriff für eine Reihe von Techniken zur Zielbestimmung und -evaluation therapeutischer Interventionen, die folgende Gemeinsamkeiten aufweisen.

Ergebnisse von Behandlungen insgesamt oder von einzelnen Interventionen werden anhand solcher Kriterien eingeschätzt, die auf spezielle Bedürfnisse, Fähigkeiten oder Ansprüche jedes Klienten zugeschnitten sind. Konkret bedeutet dies: Für jeden Klienten werden vor einer Behandlung Therapieziele festgesetzt, welche die besondere Problematik und die besonderen Lebensumstände dieses speziellen Klienten berücksichtigen. Nachdem die Behandlung erfolgt ist, wird überprüft, inwieweit die eingangs gesetzten Ziele erreicht wurden.

1.1 Beschreibung des GAS

Die Anwendung der Methode des GAS, die von KIRESUK & SHERMAN (1968) erstmals vorgestellt wurde, erfordert drei Schritte:

- Die Auswahl von individuellen Klientenzielen und deren Skalierung.
- Die zufällige Zuordnung des Klienten zu einer bestimmten Behandlung.
- Die Nachuntersuchung des Klienten im Hinblick auf die Ziele, die vor der Behandlung festgesetzt wurden.

Für die Klienten werden nach einigen kurzen Kontakten durch einen 'Zielsetzer' (goal-selector) oder durch ein 'Zielsetzungskomitee' bestimmte problematische Bereiche des Klienten ausgewählt und thematisiert. Die einzelnen Probleme werden in einer Tabelle,dem sogenannten 'Goal-Attainment-Follow-Up-Guide" festgehalten.

Tab.1: Sample Goal Attainment Scaling
entnommen: KIRESUK, T.J. & SHERMAN, R.E. 1968, S.446

	Goals				
Goal Weights Outcome Value	Fear of Sex Involvement 20	Dependency on Mother 30	Decision-making 20	Social Functioning 30	MMPI — 78 10
Most unfavorable treatment outcome thought likely (—2)	Avoidant No dating No sex	Lives at home Does nothing without mother's approval	No new decisions made, still weighing same alternatives (job, vocation)	Institutionalized prison or hospital	Up at all over previous score
Less than expected success with treatment (—1)			Complains of being unable to make up mind	On probation Further arrests	Remains in double prime range
Expected level of treatment success (0)	Dating Petting	Chooses own friends, activities without checking with mother	Makes up mind on vocation, other major items	On probation No further arrests for peeping	Mid 60's T-score
More than expected success with treatment (1)	Some satisfactory intercourse	Returns to school		No contact with police, states peeping no longer a problem	
Best anticipated treatment sucess (2)	Regular dating Regular satisfactory intercourse Marriage	Establishes own way of life Chooses when to consult mother			40–60 T-score

Die Anzahl der ausgewählten Problembereiche ist im allgemeinen auf fünf Probleme beschränkt. Die Probleme werden im Hinblick auf ihre relative Bedeutsamkeit zueinander gewichtet. Die Gewichtung kann anhand unterschiedlicher Faktorengrößen (z.B. 1, 2, 3 oder 10, 20, 30) vorgenommen werden, da nur die relative Gewichtung der Probleme bedeutsam ist. Für jeden der ausgewählten Problembereiche werden auf einer Skala mit fünf Skalenpunkten Indikatoren der Zielerreichung bestimmt, die von -2 (viel weniger als erwartet) bis + 2 (viel mehr als erwartet) reichen. Diese Indikatoren der Zielerreichung sollen möglichst präzise und quantifizierbar beschrieben werden, damit ein unabhängiger

Beobachter nach der Behandlung eindeutig einschätzen kann, in welchem Ausmaß die Ziele des Klienten erreicht wurden.

Nachdem für den einzelnen Klienten die Ziele festgelegt, gewichtet und skaliert und ein Follow-Up-Guide erstellt wurden, wird der Klient zufällig einer der vorhandenen Behandlungsmodalitäten zugeordnet. Das Geschehen während der Therapiephase ist für das GAS bedeutungslos. Allerdings wird nach einem vorher festgelegten Zeitplan (z.B. nach drei Monaten, einem Jahr usw.) während oder nach Abschluß der Behandlung von einem unabhängigen Beurteiler, der weder an der Selektion und Zusammenstellung der Zielbereiche noch an der eigentlichen therapeutischen Behandlung beteiligt war, anhand des vor Behandlungsbeginn erstellten Follow-Up-Guides der Grad der Erreichtheit der einzelnen Zielbereiche eingeschätzt. Anhand der Skalenwerte pro Problembereich im Follow-Up-Guide kann ein sogenannter Goal-Attainment-Score errechnet werden, für dessen Berechnung eine detaillierte Anweisung vorliegt (vgl. KIRESUK & SHERMAN 1968).

Dieser Score ist ein gewichteter Mittelwert als Maß der durchschnittlichen Zielerreichung. Der Wert soll interindividuelle Vergleiche erlauben. Damit können anhand der Goal-Attainment-Scores Gesundheitsdienste als Gesamtheit hinsichtlich ihrer Effektivität evaluiert werden, indem etwa die Scores einzelner Behandlungsmaßnahmen miteinander verglichen werden. Das gilt allerdings nur dann, wenn vergleichbare Daten vorliegen, die unter standardisierten Bedingungen erhoben wurden.

1.2. Variationsformen und Anwendungsbereiche des GAS

Das GAS kann sehr flexibel gehandhabt werden (KIRESUK & SHERMAN 1968). Die Flexibilität besteht z.B. darin, daß es keinerlei

Restriktionen für die inhaltliche Ausgestaltung der Skalen gibt. Dies gilt sowohl für das Thematisieren der Problembereiche selbst als auch für die Form der Thematisierung. Z.B. können die Probleme entsprechend psychoanalytischer, behavioraler oder sonstiger Konzepte ausgedrückt werden. Es sollten allerdings objektive Kriterien gefunden werden, die es zulassen, den Fortschritt eines Klienten auf ein bestimmtes Ziel hin einzuschätzen.

Die Flexibilität des GAS führte zwangsläufig dazu, daß die Methode in unterschiedlichen Settings unter vollkommen variierenden Bedingungen und mit abweichender Methodik angewandt wurde. Damit ist es letztendlich nicht mehr möglich, die Methode des GAS als eine eindeutig definierte Prozedur anzusehen (vgl. KIRESUK & SUND 1979).

CYTRYNBAUM und Mitarbeiter (1979) fanden bei einer Analyse von 91 Berichten über Arbeiten zum GAS viele Anwendungsformen, die den ursprünglichen Anforderungen der Methode gar nicht mehr oder nur noch zum Teil entsprachen. So finden sich z.B. Änderungen in der Methodik der Festlegung der Klientenziele, hier vor allem in der Frage, wer die Klientenziele festlegt. In einigen Untersuchungen wurden die Behandlungsziele von einem unabhängigen 'Zielsetzer' festgelegt, so wie KIRESUK & SHERMAN (1968) dies vorgeschlagen haben. Aber ebenso legten Klienten selbst, die Therapeuten allein oder Therapeuten und Klient gemeinsam die Behandlungsziele fest. Änderungen gab es auch bei der zufälligen Zuordnung der Klienten zu verschiedenen Behandlungsmethoden. Wenn z.B. das GAS in der therapeutischen Praxis von einem einzelnen Therapeuten angewandt wurde, entfiel zwangsläufig die Zuordnung zu unterschiedlichen Behandlungsformen. Auch wurde bei dem größten Teil der Untersuchungen eine Gewichtung der einzelnen Problembereiche aufgegeben, denn es gibt sowohl praktische als auch methodische Probleme in der

Gewichtung der Problembereiche (vgl. SMITH & CARDILLO, 1979).

Das GAS wurde im Laufe seiner Entwicklung in Organisationen und Institutionen unterschiedlichster Art eingesetzt. GARWICK (1974) stellte in einem Überblicksartikel bereits elf verschiedene Bereiche zusammen, in denen langfristige Projekte unter Einsatz des GAS für die Evaluation durchgeführt wurden. Diese Projektbereiche waren:

- Ambulante Familientherapie
- Training von Familienärzten
- Erziehung von Grundschulkindern
- Stationäre Erwachsenenpsychiatrie
- Ambulante "mental-health"-Versorgung von Erwachsenen
- Tagesbehandlungszentrum für erwachsene "mental-health"-Patienten
- Trainingsprogramme für Erzieherpersonal
- Training für gefährdete Jugendliche bestimmter Wohngebiete
- Programme zur Behandlung von Alkoholikern
- Regional begrenzte "mental-health" -Programme
- Erstellen eines bundesweiten Wissenschaftsüberwachungssystems

1.3 Funktionen des GAS

Dem GAS kommen hauptsächlich zwei unterschiedliche Bedeutungen zu, die klar voneinander zu trennen sind. Zum einen stellt das GAS ein Evaluationsinstrument zur Beurteilung von Behandlungsprogrammen dar, zum anderen wird es als therapeutisches Mittel eingesetzt. Diese beiden Funktionen des Instruments gilt es im folgenden genauer zu differenzieren.

1.3.1. GAS als Evaluationsinstrument von "mental-health" Programmen

KIRESUK & SHERMAN (1968) betonen, daß das GAS die Antwort auf eine bis zum damaligen Zeitpunkt unbefriedigende Situation in der Beurteilung der Effektivität von Behandlungsprogrammen in der Sozialadministration und im Gesundheitswesen war. Die Methode sollte trotz der Diversität der Institutionen, des Klientels, der unterschiedlichen Therapeuten und Problemstellungen eine angemessene Vergleichsgrundlage sozialer Dienste ermöglichen.

Das ist notwendig, da sich Praktiker häufig und berechtigt darüber beklagen (vgl. CALSYN & DAVIDSON 1978), daß standardisierte Evaluationsmethoden (etwa Fragebögen, Ratingskalen usw.) sowohl unsensibel für den differentiellen therapeutischen Prozeß als auch unsensibel für die therapeutische Zielsetzung in bezug auf den einzelnen Klienten seien. Derartige Mängel sollte das GAS umgehen, indem die Erfolge von Behandlungen und Behandlungsprogrammen anhand von Kriterien eingeschätzt werden, die unmittelbar auf die Bedürfnisse, Fähigkeiten und Erwartungen des Klienten zugeschnitten sind (vgl. KIRESUK & LUND 1979). Zum Zwecke der Evaluation von Behandlungsprogrammen werden die Goal-Attainment-Scores von Klienten aus gut definierten unterschiedlichen Behandlungsprogrammen miteinander verglichen. Anhand der Änderungsergebnisse in den einzelnen Gruppen werden Vergleiche hinsichtlich der Effektivität der Programme gezogen.

Dazu muß das GAS gewissen psychometrischen Qualitäten oder Standards entsprechen. Das bedeutet:

- Das Instrument muß zuverlässig (reliabel) sein und
- es muß valide sein.

Die Zuverlässigkeit des GAS wurde zumeist über zwei Formen der Reliabilitätsbestimmung vorgenommen:

- Interviewer-Äquivalenz, d.h:
  Verschiedene Interviewer beurteilen dasselbe GAS-Material. Dabei wird überprüft, inwieweit deren Urteile übereinstimmen (vgl. GOODYEAR & BITTNER 1974, AUSTIN et al. 1976, JACOBS & CYTRYNBAUM 1977).
- Interrater-Stabilität:
  Verschiedene Interviewer beurteilen dasselbe Material (Follow-Up-Guides) zu verschiedenen Zeitpunkten (vgl. GARWICK 1974, AUSTIN et al. 1976, CYTRYNBAUM et al. 1979).

Die in derartigen Untersuchungen gefundenen Reliabilitätskoeffizienten lagen fast ausnahmslos zwischen .50 und .80.

Die Frage der Validität des GAS ist bis heute nicht geklärt (vgl. SEABERG & GILLESPIE 1977). SMITH & CARDILLO (1979) bezweifeln gar, daß diese Frage schon bald gelöst werden kann. Ansätze zur Bestimmung der Validität des GAS wurden zumeist über die konkurrente Validität unternommen, indem Veränderungen von Klienten im GAS mit solchen auf standardisierten Skalen verglichen wurden, etwa unter Anwendung von MMPI-Daten (MAUGER et al. 1974), der WELSH ANXIETY SCALE (LA FERRIERE & CALSYN 1977), der TAYLOR MANIFEST ANXIETY SCALE (GARWICK 1974), von unabhängigen Verhaltensratings durch Eltern, Lehrer und Kliniker (z.B. WEINSTEIN & RICKS 1975) oder von Klientenselbstreportangaben über die Zufriedenheit mit der Behandlung (SANTA BARBARA et al. 1977, JACOBS & CYTRYNBAUM 1977) usw.

In diesen Untersuchungen wurden keine überzeugenden Belege für die Validität des Instruments gefunden. Problematische Fragen in bezug auf die Validität des GAS thematisieren SEABERG & GILLESPIE (1977). Sind beispielsweise die Behandlungsziele, die ein Therapeut oder ein unabhängiges Kommitee festsetzen, wirklich diejenigen, die auch für den Klienten relevant sind?

Sind die Zielangaben von seiten der Klienten therapeutisch relevant und kompatibel mit denen der Therapeuten? Auf solche Fragen gibt es bisher kaum Antworten. Die Bedeutsamkeit des GAS als Evaluationsinstrument ist derzeit durch das in der Anwendung uneindeutige Konzept eingeschränkt. Um vergleichbare Aussagen über Ergebnisse, die mit dem GAS erzielt wurden, machen zu können, müßte das GAS unter standardisierten Bedingungen eingesetzt werden.

1.3.2. GAS als therapeutisches Instrument

Im Laufe der Weiterentwicklung der Methode trat der Interventionsaspekt des GAS immer stärker in den Vordergrund (vgl. CALSYN & DAVIDSON 1978).

Dies vor allem dadurch, daß sich therapeutische Effekte des GAS empirisch belegen lassen (vgl. LA FERRIERE & CALSYN 1977). So zeigt sich beispielsweise bei Therapien mit GAS-Evaluation eine geringere Drop-Out-Quote als bei "Nicht GAS" Therapien und "GAS"-Klienten dokumentierten größere Veränderungen als "nicht-GAS"-Klienten.

Eine der Hauptfunktionen des Aushandelns von therapeutischen Zielen zwischen Therapeut und Klient besteht wohl darin, daß sowohl der Therapeut als auch der Klient sich über Unterschiede bezüglich der Erwartungen der Intervention klar werden; der Klient lernt, abzuschätzen, was er erreichen will und kann, der Therapeut wird über die an ihn gestellten Erwartungen informiert. Wie GALANO (1977) feststellte, scheint es für den Behandlungserfolg bedeutsam zu sein, den Klienten an der Festlegung der individuellen Ziele zu beteiligen.

Ein weiterer Vorteil des GAS besteht darin, daß es unabhängig von therapeutischen Vorlieben und schulischer Orientierung angewendet werden kann, denn es ist unerheblich, ob die Ziele in intrapersonellen oder interpersonellen Termini ausgedrückt werden, wenn man dafür einschätzbare Kriterien zur Skalenbildung findet.

2 Eine praktische Erprobung des GAS im Rahmen einer Familienpsychotherapie

Nach Durchsicht der vielfältigen Literatur zum GAS in den USA erschien uns diese Methode als eine Möglichkeit, mit überschaubarem Aufwand therapiezielrelevante Outcome-Forschung zu betreiben.

Es ging uns zunächst darum zu erproben:
- Wie läßt sich mit dieser Methode umgehen?
- Welche Probleme werden dabei offenkundig?
- Eignet sich das Verfahren als Evaluationsinstrument im Rahmen der Familienpsychotherapie?

Zu Beginn unserer Arbeit mit dem GAS bestand eine große Unsicherheit, in welcher Form das Verfahren zur Anwendung kommen sollte. Die bis dahin gesichtete Literatur enthielt kaum praktische Hinweise für z.B. nachfolgende entscheidende Probleme:
- Wie sollen Ziele konkret erhoben werden?
- Mit welchen Zielen wird gearbeitet?
- Wie werden Ziele ausgehandelt?
- In welcher Form (etwa bezüglich Abstraktionsgrad, Quantifizierbarkeit, usw.) sollen die Zielskalen formuliert werden?
- In welcher Form soll die Nachuntersuchung erfolgen?

Zwar wurden in den USA bereits Trainings zur Erstellung von Follow-Up-Guides entwickelt, doch ist es uns trotz vielfältiger Bemühungen bisher nicht gelungen, eines dieser Trainingsprogramme zu erhalten, da diese bislang nicht ausgearbeitet bzw. veröffentlicht wurden.

In bezug auf die Anwendung des GAS im Rahmen der Familienpsychotherapie besteht hinsichtlich der Follow-Up-Konstruktion eine besondere Schwierigkeit bei der Zielerhebung. Über Familienziele herrscht in der Regel auch innerhalb der Familie Uneinigkeit. Damit ist zu erörtern, ob eine Verständigung innerhalb der Familie bezüglich der Ziele nicht schon ein wünschenswertes

Therapieergebnis bedeutet. Anders ausgedrückt: Kann man von einer Familie zu Beginn einer therapeutischen Behandlung erwarten, daß sie einheitliche Zielvorstellungen hat, bzw. sich klar darüber ist, was sie als familiäres System von einer familienpsychotherapeutischen Behandlung erwarten kann?

Gearbeitet haben wir mit einer sechsköpfigen Familie:
Vater (53, Akademiker); Mutter (48, Hausfrau); Tochter (20, Krankenschwester); Tochter (19, Abiturientin), Tochter (15, Gymnasiastin); Sohn (9, identifizierter Patient).

Medizinische Diagnose beim Sohn: Primäre Enuresis diurna und nocturna. Allgemeine Ängstlichkeit und damit verbundene Kontrollzwänge.

Behandlungsgeschichte: Drei Jahre vor Behandlungsbeginn erfolglose Operation einer Harnröhrenverengung; ein Jahr kinderärztliche Behandlung inclusive dem Einsatz verhaltenstherapeutischer Konditionierungsverfahren (u.a. Klingelhose) oder Medikation (Tofranil) und therapeutischer Gespräche mit den Eltern; drei Wochen stationäre, ansonsten ambulante Behandlung.

Ergebnis: Enuresis diurna behoben, Enuresis nocturna und Überängstlichkeit konnten nicht erfolgreich behandelt werden.

Da die medizinische und medizinisch-psychologische Behandlung nicht den erwarteten Erfolg brachte und innerfamiliäre Schwierigkeiten vermutet wurden, schien uns eine eklektisch ausgerichtete familienpsychotherapeutische Behandlung indiziert.

2.1. Das Erstellen des Follow-Up-Guides

Bevor die eigentliche therapeutische Arbeit begann, wurde in fünf Sitzungen a 90 Minuten ein Follow-Up-Guide mit der Familie erarbeitet. Im einzelnen wurde dieses Ergebnis über sechs Schritte erzielt, die im folgenden erläutert werden sollen.

(a) Erstellen der Zielbereiche

Zu diesem Zweck wurden der Familie folgende Fragen vorgelegt:

- Was ist Ihrer Meinung nach im Hinblick auf das Zusammenleben in der Familie im Moment die größte Schwierigkeit?
- Was gefällt Ihnen in der Familie?
- Was gefällt Ihnen nicht in der Familie?
- Was erwarten Sie als Ergebnis der Familientherapie?

Die folgenden fünf Problembereiche wurden von der Familie als relevant angesehen:

- Beziehung der einzelnen Familienmitglieder zum Sohn
- Beziehung der einzelnen Familienmitglieder zum Vater
- Passivität des Sohnes
- Mutter als 'Prellbock' für die Familienunzufriedenheit
- Ausdrücken von Gefühlen

Auffallend bei diesen Problembereichen war, daß die Symptome des Sohnes, deretwegen die Familie die Behandlung einging (Bettnässen und Angst), in den ersten beiden Sitzungen überhaupt nicht genannt wurden. Sie kamen erst ins Gespräch, als die Therapeuten von sich aus diese direkt ansprachen. Nach der dritten Sitzung wurden diese beiden Probleme ebenfalls in die Liste der Ziele aufgenommen. Abschließend wurden vier Problemzielbereiche für die Familie definiert:

- Ängstlichkeit verschiedener Familienmitglieder
- Bettnässen des Sohnes
- Ordnung in der Familie
- Offene Kommunikation und offener Ausdruck von Gefühlen

(b) Gewichtung der Ziele

Die Familie wurde aufgefordert, die genannten Problemzielbereiche gemäß ihrer Wichtigkeit in eine Reihenfolge zu bringen. Es bestanden keine klar erkennbaren Präferenzen unter den Voten der Familienmitglieder. Daüber hinaus ist aus methodischen Gründen eine Gewichtung problematisch. Deshalb wurde letztendlich auf eine Gewichtung verzichtet. Für die psychotherapeutische Arbeit wurde allerdings eine andere Problematik als zentral angesehen, nämlich die, daß die Familienmitglieder mit Gefühlen bei sich und bei anderen sehr schlecht umgehen können.

(c) Skalierung der Ziele

Für jeden Problembereich wurden den Familienmitgliedern folgende Fragen zur Beantwortung vorgegeben: Wie sieht die Problemsituation im Moment konkret aus? Welches Ergebnis in diesem Zielbereich erwarten Sie für das Ende der Therapie? (= Skalenwerte 0)

Welches Ergebnis wäre viel schlechter als erwartet?(=Skalenwert -2)

Welches Ergebnis wäre viel besser als erwartet? (=Skalenwert +2)

Die auf diese Fragen erhaltenen Antworten entsprachen nicht den Anforderungen der Konkretheit und Operationalität des GAS. Zwei unabhängige (theoretisch im Umgang mit GAS-erfahrene), aber darin ungeübte Helfer erstellten die Skalen für den Follow-Up-Guide.

Skalierung	Familien- mitglieder		Ordnung (in der Familie)
Viel weniger als die erwarteten Resultate - 2	*Vater* *Mutter* *Tochter I* *Tochter II* *Tochter III* *Sohn*	 x x	*Mutter muß sich um alles kümmern und alles allein in Ordnung halten. Niemand ist der Mutter behilflich - im Gegenteil - . Alle sorgen dadurch für Mehrarbeit, daß sie sich an keine Ordnung halten.*
Etwas weniger als die erwarteten Resultate - 1	*Vater* *Mutter* *Tochter I* *Tochter II* *Tochter III* *Sohn*	x x x 	*Mutter macht im Wesentlichen alles allein. Ab und zu helfen ihr die Kinder, jedoch so, daß sie alles nachkontrollieren muß. Jeder hat zwar tägliche Pflichten und Arbeiten zu verrichten, führt diese aber nur ungenügend aus.*
Am meisten erwartete Resultate 0	*Vater* *Mutter* *Tochter I* *Tochter II* *Tochter III* *Sohn*	 x 	*Einigung aller, welche Arbeiten wie im Haushalt verrichtet werden müssen (also nicht nur im Sinne der Mutter, sondern gemeinsame Abstimmung!). Jeder führt die ihm zugewiesenen Aufgaben gewissenhaft aus, so daß die Mutter nicht mehr nachkontrollieren muß. Darüber hinaus (über den Plan hinaus) muß die Mutter aber noch auf bestimmte Arbeiten hinweisen, welche die anderen Familienmitglieder noch übersehen, dann jedoch ausführen. Integration aller Familienmitglieder in einen Haushaltsplan!*
Etwas mehr als die erwarteten Resultate + 1	*Vater* *Mutter* *Tochter I* *Tochter II* *Tochter III* *Sohn*		*Mutter muß nur noch gelegentlich auf gewisse zu erledigende Arbeiten hinweisen. Sie hat auch keinen höheren Ordnungs- und Sauberkeitsanspruch mehr hinsichtlich der Ausführung der Arbeiten. Sie ist zufrieden mit deren Ausführung.*
Viel mehr als die erwarteten Resultate + 2	*Vater* *Mutter* *Tochter I* *Tochter II* *Tochter III* *Sohn*		*Jeder achtet in seinem Bereich (z.B. Kinderzimmer, auf Ordnung, Mu kümmert sich nicht mehr darum. Mutter akzeptiert auch geringe Abweichungen von ihrem Ordnungsniveau ohne darunter zu leiden. Jeder ist sensibel hinsichtlich noch unerledigter Arbeiten und erledigt diese unaufgefordert. Es besteht ein Konsens bezüglich der Arbeiten, die im Haushalt verrichtet werden müssen.*

Abb.2: Beispiel für einen Problemzielbereich aus dem Follow-Up-Guide der Familie (x = Ist-Stand des jeweiligen Familienmitgliedes.

(d) Ist-Stand-Erhebung
Anhand des vorhandenen Videobandmaterials der ersten fünf Therapiestunden zum GAS schätzten die zwei Helfer den Ist-Stand eines jeden Familienmitgliedes im Follow-Up-Guide ein und markierten diesen auf den Skalen.

(e) Zwischenbefragung (nach der 11. Sitzung)
Da sich im Verlauf der Therapie die Problemstellung verschob, entschlossen wir uns, einen Fragebogen zu entwickeln, der uns bei der Klärung nach folgenden Fragen helfen sollte:

- Welche (positiven und negativen) Veränderungen sind bisher eingetreten?
- Welche der ursprünglich genannten Ziele sind unwichtig geworden?
- Welche neuen Zielsetzungen sind zu den bereits vorhandenen ergänzt worden?

Es zeigte sich, daß für die Familienmitglieder einige der zu Behandlungsbeginn genannten Zielsetzungen an Bedeutung verloren hatten und neue gewichtiger geworden waren: z.B. die Ängstlichkeit der Mutter sowie die Beziehung zwischen Vater und Mutter.

(f) Nachuntersuchung
Die Therapie ist bisher nicht abgeschlossen. Die Frage, in welcher Form Follow-Up-Daten erhoben werden sollen, ist derzeit noch offen. Wir denken daran, einen Follow-Up-Guide vorzulegen, der sämtliche Zielanalysen einschließt. Interviews mit den einzelnen Familienmitgliedern sollten genauere Angaben über die Veränderung der Zielsetzungen im therapeutischen Prozeß erbringen.

2.2 Einige Probleme bei unserer Anwendung des GAS

- In dieser Familie ist persönliche und wechselseitige emotionale Offenheit untereinander ein zentrales Problem. Ein Austausch über Probleme, die der Einzelne mit sich oder mit anderen Personen in der Familie hat, scheint erst dann möglich, wenn es gelingt, durch intensive psychotherapeutische Arbeit persönliche Ängste und Befürchtungen abzubauen. Das bedeutet konsequent, daß sich die "eigentlichen" Probleme erst im Verlauf der Psychotherapie herauskristallisieren können. Dieser Entwicklungsprozeß ist als Teil des Therapieergebnisses anzusehen. GAS stellt sich somit als eine Verquickung von Diagnostik, Evaluation und Therapie dar. Die daraus resultierenden Folgen für die Beurteilung des GAS sind uns derzeit noch nicht klar.

- Bei den Gesprächen über die familienpsychotherapeutischen Zielsetzungen zwischen Therapeut und Familie fiel es einzelnen Familienmitgliedern aus unterschiedlichen Gründen oft schwer, der jeweiligen Fragestellung stringent zu folgen. Die aus diesen Gesprächen gewonnenen Daten waren für die Konstruktion des Follow-Up-Guide von geringem Nutzen. Sie boten dagegen wertvolles diagnostisches Material und lieferten zahlreiche Ansatzpunkte für konkrete psychotherapeutische Interventionen. Die Festlegung auf das GAS machte es den Therapeuten schwer, nicht therapeutisch aktiv zu werden, sondern stattdessen die Diskussion jeweils zu unterbrechen und im Hinblick auf das GAS neu zu strukturieren. D.h. gezielte Interventionen für die Konstruktion eines Goal-Attainment-Follow-Up-Guides können der eigentlichen psychotherapeutischen Arbeit maßgeblich entgegen stehen. Zudem wurde deutlich, daß direktives Vorgehen zum GAS mit nicht-direktiven psychotherapeutischen Maßnahmen disharmonierte.

- Am Beispiel des Problembereichs "Bettnässen" zeigt sich deutlich, wie Klienten- und Therapeutenerwartungen divergieren können. Aus den der Familienpsychotherapie vorausgegangenen

Erfahrungen mit einer eher erfolglosen Behandlung erschien es der Familie schon bemerkenswert zu sein, wenn der Junge schon einmal 3-4 Wochen lang trocken ist. Aus der Sicht der Therapeuten stellte sich diese Problematik als ein Symptom für Störungen in der Familiendynamik dar. Das bedeutet, die Divergenz der Standpunkte fand am deutlichsten ihren Niederschlag beim Aushandeln des therapeutischen Ansatzpunktes aufgrund der familiär vorgenommenen Problemgewichtungen.

- Im Verlauf der Sitzungen ergaben sich neue Anhaltspunkte für die therapeutische Arbeit. Das dürfte mit größerem Vertrauen der Klienten in die Therapeuten und mit wachsender Offenheit der Familienmitglieder sich selbst und anderen gegenüber zusammenhängen. So wurden beispielsweise massive aktuelle Ängste der Mutter und deren damit verbundenen Kindheitserlebnisse in der therapeutischen Arbeit immer bedeutsamer, während das zu Beginn der Familienarbeit häufig diskutierte Problem der Ordnung zu Hause an Bedeutung verlor. Wie derartige Problemverschiebungen im GAS zu fassen sind, ist uns bisher unklar.

3 Zusammenfassende Schlußfolgerungen

Für uns ergeben sich aus diesen Ausführungen folgende zusammenfassende Schlußfolgerungen:

(1) GAS ist bisher in einem experimentellen Stadium. Aussagen zur Bewertung sind derzeit nur schwer möglich. Reliabilitäten und Validitäten sind noch zu ermitteln. Wege zu deren angemessener Ermittlung sind zu suchen.

(2) Die Skalen des GAS für familientherapeutische Arbeit soll-

ten so gestaltet sein, daß sowohl Ziele eines einzelnen Familienmitgliedes als auch Familienziele skaliert werden können.

(3) Die Anzahl der Skalen des GAS muß flexibel bleiben, d.h. neue Skalen können hinzukommen, andere werden überflüssig.

(4) Für die Erstellung des Follow-Up-Guides können folgende Verfahren von Nutzen sein:

- Gruppenverfahren (z.B. MAUT, DELPHI, SJT; vgl. WITTMANN, 1981).
- Family Categories Schema (RAKOFF, SIGAL & EPSTEIN, 1975). Dieses Verfahren, das speziell für die Anwendung des GAS in der Familientherapie erarbeitet wurde, soll es ermöglichen, den "Kern" des Problems innerhalb des Familiensystems zu identifizieren, familiäre Ziele zu formulieren und entsprechende Hilfsmittel und Therapiemethoden auszuwählen.

(5) Eine Gewichtung der Zielskalen im GAS erscheint psychotherapeutisch und methodisch wenig sinnvoll. Der Nutzen des GAS sowohl als Instrument zur Evaluation institutioneller Arbeit als auch der Einsatz des GAS als Instrument der Outcome-Messung im Rahmen therapeutischer Arbeit scheint bisher eher von zweifelhaftem Wert.

(6) GAS als therapeutisches Instrument dient der Transparenz psychotherapeutischer Arbeit und scheint eine Effektivitätssteigerung zu bewirken.

(7) Für relativ unerfahrene Psychotherapeuten bietet die Arbeit mit dem GAS eine Möglichkeit der Orientierung, falls der familientherapeutische Prozeß ihm undurchsichtig zu werden droht.

(8) GAS kann als Teil des psychotherapeutischen Prozesses gesehen werden und sollte mit dem theoretischen Handlungskonzept kompatibel sein.

4 Literatur:

AUSTIN, N.K., LIBERMAN, R.P., KING, R.P. u. De RISI, W.J.: A comparative evaluation of two day hospital. Journal of Nervous and Mental Disease (1976), 3, 253-262.

BAUMANN, U. (Hg.): Indikation zur Psychotherapie. München: Urban & Schwarzenberg 1981.

CALSYN, R. und DAVIDSON, W.: Do we really want a program evaluation strategy based solely on individualized goals? A Critique of Goal-Attainment-Scaling. In: Cook, T.D. (Hg.): Evaluation studies. Volume 3. Beverly Hills: Sage 1978, 700-713.

CYTRYNBAUM, S., GINATH, Y., BIRDWELL, J. u. BRANDT, L.: Goal Attainment Scaling: A critical review. Evaluation Quarterly (1979), 3, 5-40.

GALANO, J.: Treatment effectiveness as a function of client involvement in goal-setting and goal-planning. Goal Attâinment Review (1977), 3, 17-32.

GARWICK, G.: Recent findings on the use of goal-setting in human services agencies: The implementation, flexibility and validity of Goal-Attainment-Scaling. Goal Attainment Review (1974), 1, 1-4.

GOODYEAR, D. u. BITTER, J.: Goal-Attainment Scaling as a program evaluation measure in rehabilitation. Journal of Applied Rehabilitation Counseling (1974), 5, 19-26.

JACOBS, S. u. CYTRYNBAUM, S.: The Goal Attainment Scale: A test of its use on an inpatient crisis intervention unit. Goal Attainment Review (1977), 3, 77-98.

KIRESUK, T. u. LUND, S.: Programmevaluation and utilization analysis. In: PARLOFF, P. (Hg.): Evaluator Interventions, Pros and Cons. Beverly Hills: Sage 1979, 69-97.

KIRESUK, T.J. u. SHERMAN, R.E.: Goal Attainment Scaling: A general method for evaluating community mental health programs. Community Mental Health Journal (1968), 4, 443-453.

LA FERRIERE, L. u. CALSYN, R.: Goal Attainment Scaling: An effective treatment technique in short-term therapy. Michigan State University: Unpublished paper, Department of Psychology, 1977.

LOHMANN, J.: Ziele und Strategien psychotherapeutischer Verfahren. In: WITTLING, W. (Hg.): Handbuch der Klinischen Psychologie (1980), 2, 15-46.

MAUGER, P., AUDETTE, D., SIMONINI, D. u. STOLBERG, A.: A study of construct validity of Goal Attainment Scaling. Goal Attainment Review (1974), 1, 13-19.

RAKOFF, V.M., SIGAL, J.J. u. EPSTEIN, N.B.: Predictions of therapeutic process and progress in conjoint family therapy. Archives of General Psychiatry (1975), 32, 1013-1017.

REITER, L.: Systematische Überlegungen zum Zielbegriff in der Psychotherapie. Praxis der Psychotherapie (1976), 21, 205-218.

SANTA-BARBARA, J., WOODWARD, C.A., LEVIN, S., STEINER, D., GOODMAN, J.T. u. EPSTEIN, N.B.: Interrelationships among outcome measures in the McMaster Family Therapy Outcome Study. Goal Attainment Review (1977), 3, 47-58.

SEABERG, J.R. u. GILLESPIE, D.F.: Goal Attainment Scaling: A critique. Social Work Research and Abstracts (1977), 13, 4-9.

SMITH, A. u. CARDILLO, I.: What does a Goal Attainment Score really measure? Unveröffentl. Vortragmanuskript anläßl. "Evaluation Research Society Annual Meeting", in Minneapolis 1979.

TOMAN, W.: Ziele der Psychotherapie. In: PONGRATZ, L.J. (Hg.): Klinische Psychologie. 2. Halbband (Reihe: Handbuch der Psychologie). Göttingen: Hogrefe 1978, 1821-1848.

WEINSTEIN, M. u. RICKS, F.: The effects of Goal Attainment procedures on goal relevance and specificity. Goal Attainment Review (1975), 2, 137-147.

WITTMANN, W.: Zur Zielbestimmung bei therapeutischen Maßnahmen. In: BAUMANN, U. (Hg.): Indikation zur Psychotherapie. München: Urban & Schwarzenberg 1981, 169-181.

EINE UNTERSUCHUNG ZUR KOMMUNIKATION VON MAGERSUCHT-FAMILIEN

von

HEHL, F.-J. und EISENRIEGLER, E.

1. Einleitung

Nach WATZLAWICK et al. (1969, 1980) enthält jede Kommunikation einen Inhalts- und einen Beziehungs-Aspekt. Der Inhalts-Aspekt wird primär "digital" mittels der Sprache und der Beziehungs-Aspekt vorwiegend "analog", d.h. non- oder paraverbal übermittelt (WATZLAWICK et al., 1974).

MINUCHIN et al. (1981) konnten zeigen, daß vor allem der Beziehungs-Aspekt bei Magersucht-Familien gestört ist. In diesem Zusammenhang benutzten sie das Konstrukt "Verstrickung", um auf ein extremes Maß an emotionaler Nähe zwischen den Familienmitgliedern hinzuweisen. "In einer hochgradig verstrickten und mit sich selbst beschäftigten Familie wirken sich Veränderungen, die in einem der Familienmitglieder oder in der Beziehung zwischen zwei Mitgliedern eingetreten sind, auf das ganze System aus. Die Grenzen der Subsysteme sind sehr unklar ausgebildet, schwach und leicht überschreitbar.... Was schließlich das Individuum angeht, so ist die interpersonale Differenzierung in der verstrickten Familie sehr dürftig." Dieses extreme Maß an emotionaler Nähe verhindert eventuell eine sachgerechte Problemlösung, d.h. eine effektive Kommunikation bezüglich des Inhalts-Aspektes.

So fand KENDON (1967), daß Partner in einer Diskussion den Blick abwenden, wenn der Grad der emotionalen Betroffenheit anstieg. Nach ARGYLE und DEAN (1965) führen häufige oder ausgedehnte Blickzuwendung bei hohem Grad von Intimität zu Unbehagen auf Seiten des Empfängers.

Ein weiteres Konstrukt, das MINUCHIN (1981) bei psychosomatischen Familien zu beobachten glaubt, ist die "Konfliktvermeidung":
"Viele psychosomatische Familien wollen nicht wahrhaben, daß sie überhaupt irgendwelche Probleme haben; sie sehen keine Notwendigkeit, jemals verschiedener Meinung zu sein und legen größten Wert auf Übereinstimmung und Harmonie.

Andere zeigen ihre Meinungsverschiedenheiten zwar ganz offen, aber da sie einander ständig unterbrechen und niemals längere Zeit bei einem Thema bleiben, schaffen sie es, jeden strittigen Sachverhalt zu zerreden, bevor er sich überhaupt deutlich abzeichnet".

Ähnliches konnten WIRKAN et al. (1978) nachweisen. Nach ihnen ist die Kommunikation psychosomatischer Familien durch Unklarheit, Pseudozustimmung, Konfliktvermeidung und Inaktivität gekennzeichnet.

GUTEZEIT (1981) konnte bei Patientinnen mit Magersucht Elternabhängigkeit aufzeigen.

Nach GENSICKE (1979) ist die Ausgewogenheit der Interaktion von Magersucht-Familien verlorengegangen.

In all diesen Untersuchungen kommt die Störung des Inhalts-Aspektes bei psychosomatischen und insbesondere bei Magersucht-Familien zum Ausdruck: Probleme versucht man dadurch zu lösen, daß man sie entweder als solche nicht wahrnimmt, oder daß man um den "heißen Brei" herumstreitet.

Somit kann man die "Verstrickung" und die "Konfliktvermeidung", die beide bei Magersucht-Familien beobachtet wurden, in einen Zusammenhang bringen:
Die "Verstrickung" repräsentiert die <u>primäre</u> Beziehungsstörung, die "Konfliktvermeidung" den davon abhängigen Versuch, trotz dieser Beziehungsstörung zu einer Lösung von Problemen zu gelangen.

Wenn wir uns jetzt noch einmal die Annahme von WATZLAWICK et al. (1974) vergegenwärtigen, daß der Beziehungs-Aspekt primär über non- und paraverbale Zeichen und der Inhalts-Aspekt primär über die Sprache vermittelt wird, dann kann man sich überlegen, ob nicht der vorwiegend inhaltlich bezogene Problemlöseprozeß bei Magersucht sich dadurch verbessern lassen müßte, daß man versucht, den primär gestörten nonverbalen Beziehungs-Aspekt auszuklammern, bzw. weitgehend auszuschalten.

Dieser Versuch erscheint um so eher gerechtfertigt, als ROSENTHAL (1979) nachweisen konnte, daß sich das Hinzufügen von nonverbalen Kommunikationskanälen (Beziehungs-Aspekt) bei psychiatrischen Patienten negativ, bei Gesunden dagegen positiv auf die Genauigkeit der Dekodierung der Botschaft auswirkte.

Auch MC GHIE (1973) und MEISELMAN (1973) fanden, daß psychiatrische Patienten in geringerem Maße als Gesunde fähig sind, eine Botschaft zu dekodieren, wenn auditive und visuelle Signale gleichzeitig gesendet werden, als wenn nur einer der beiden Kanäle in Funktion ist.

Unsere Hypothesen können daher wie folgt konkretisiert werden:

1.) Die Reduktion eines Problemlöseprozesses einer gesunden Familie auf den auditiven Kommunikations-Kanal beeinträchtigt den gesunden Beziehungs-Aspekt und vermindert die Effektivität des Inhalts-Aspektes (Problemlösung) der Kommunikation.

2.) Die Reduktion eines Problemlöseprozesses einer Magersucht-Familie auf den auditiven Kommunikations-Kanal schaltet den gestörten Beziehungs-Aspekt teilweise aus und vergrößert die Effektivität des Inhalts-Aspektes (Problemlösung) der Kommunikation.

2. Methodik

Um die oben spezifizierten Hypothesen prüfen zu können, bedurfte es der Operationalisierung mehrerer Teile eines Kommunikationsprozesses. Dabei hatten wir das Bestreben, die einzelnen Teile des kommunikativen Problemlöseprozesses möglichst repräsentativ für die alltäglichen Prozesse dieser Familien abbilden zu können (hohe externe Validität) und gleichzeitig die Prüfung so stringent wie möglich durchzuführen (hohe interne Validität).

Im einzelnen mußten dazu folgende Teile des Kommunikationsprozesses operationalisiert werden:

a) Die Kommunikationsinhalte (die Probleme)

b) Die Differenzierung der Kommunikationskanäle (auditiv, versus auditiv + visuell)

c) Die verbalen und nonverbalen Botschaften.

a) Operationalisierung der Kommunikationsinhalte.

Hier galt es zunächst zu klären, welche Ereignisse und Sachverhalte als Probleme in Familien mit Jugendlichen angesehen werden können. Dazu wurden schließlich 18 Kurzgeschichten entwickelt, in denen übliche Familiensituationen beschrieben sind, die im allgemeinen zu Konflikten innerhalb von solchen Familien führen. Die 18 Kurzgeschichten hatten folgende Themen:

1. Lesen versus Haushaltspflicht
2. Freizeitgestaltung abhängig von Schulleistungen
3. Berufliches Interesse versus Zeit für die Familie
4. Sorge der Mutter wegen einer Einladung der Tochter zu einer Fete
5. Fahrradtour - erzählen oder nicht erzählen?
6. Unterschiedliche Meinungen zum Aussehen des Sohnes
7. Das gemeinsame Familienessen ist gefährdet
8. Elternkrach - Familienkrach
9. Ärger in Kauf nehmen des Freundes wegen?
10. Passende Kleidung
11. Wer besorgt die Weihnachtsgeschenke?
12. Heimlich Tagebuch gelesen
13. Taschengeldprobleme
14. Antibaby-Pillen
15. Schulfest
16. Erholung nach der Krankheit
17. Diätvorschläge der Eltern für übergewichtigen Teenager
18. Persönliche Bedürfnisse versus Familieninteressen

Es wurden besonders solche Themen ausgewählt, die entsprechend

der Literatur psychosomatischer Familien (vgl. z.B. BRUCH, 1962; MINUCHIN, 1981; SELVINI-PALAZZONI, 1982) die Interaktion solcher Familien bestimmen, z.B. Konfliktvermeidung, Überfürsorglichkeit, Verstrickung, Mangel an Autonomie, Rigidität.
Aufgabe jedes Familienmitgliedes war es, zu den aufgeführten Konflikten unabhängig von den anderen Stellung zu beziehen und im Antwortbogen eine der beiden vorgegebenen Lösungsmöglichkeiten anzukreuzen. Dabei tendierte die eine Lösungsmöglichkeit in Richtung psychosomatische Gesundheit (z.B. Autonomiegewährung) und die andere in Richtung Krankheit.
Anschließend sollte jedes Familienmitglied - ebenfalls getrennt - im Relevanzbogen ankreuzen, ob der beschriebene Konflikt in der eigenen Familie bzw. in einer bekannten Familie auftrat oder nicht.

Beispiel einer Kurzgeschichte:

Kurzgeschichte Nr. 10: Passende Kleidung

Helga kleidet sich gerne leger und bequem. Sie hat deswegen häufig Auseinandersetzungen mit ihrer Mutter, die meint, Helga vernachlässige ihr Äußeres. Als sie und Helga einen Einkaufsbummel machen wollen, besteht sie darauf, daß sich Helga nach dem Geschmack der Mutter kleidet.

Aus den 18 Kurzgeschichten wurden von dem VL 10 ausgewählt, die folgenden Kriterien genügten:

a) Es sollte von mindestens einem Familienmitglied eine von den anderen unterschiedliche Lösung angekreuzt worden sein (Konflikt).

b) Wenn bei weniger als 10 Geschichten unterschiedliche Lösungen angekreuzt waren, dann wurden solche hinzugenommen, die von wenigstens zwei Familienmitgliedern als für die Familie relevant eingestuft wurden.

b) Operationalisierung der Differenzierung der Kommunikationskanäle.

Der "natürliche" audiovisuelle Kanal wurde dadurch operationalisiert, daß die vier Familienmitglieder im Halbkreis saßen, sich also sehen und hören konnten.

Der reduzierte, ausschließlich auditive Kanal wurde dadurch operationalisiert, daß die Familienmitglieder in einem Drittel-Kreis saßen, wobei zwischen den Stühlen Trennwände standen, so daß sich die einzelnen Mitglieder nicht sehen konnten.

c) Operationalisierung der verbalen und nonverbalen Botschaften.

Alle Interaktionen wurden per Video aufgenommen. Mit Hilfe zweier Richtmikrophone konnten die verbalen Botschaften und Reaktionen eindeutig dokumentiert werden.
6 Beurteiler, die vorher ein Beurteilertraining erfolgreich absolvierten, stuften alle Beobachtungseinheiten der Kommunikationen ein.
Ein "Statement" ist definiert als jegliche Äußerung eines Familienmitgliedes, dessen Anfang und Ende durch die Äusserung eines anderen begrenzt ist.
Eine Beobachtungseinheit ist ein Statement mit mehr als 3 Worten. Ein Statement kann aus mehreren Beobachtungseinheiten bestehen.

Dieses deskriptive Kodiersystem wurde in Anlehnung an OLSON u. RYDER (1975) u. GOTTMAN (1977) entwickelt.
Das System impliziert folgende Kategorien:

Verbale Kommunikation

I. Äußerungen zum Gesprächsverlauf

01 Gesprächsanfang
02 Zurückführen zum Thema
03 Allgemeine Äußerungen zum Lösungsvorgehen
04 Erfolgreiche Unterbrechung
05 Versuchte Unterbrechung
06 Einzelperson spricht im Plural
07 Metakommunikation
08 Vorlesen bzw. Wiedergeben des Inhaltes

II. Meinungen

09 Enthüllung der eigenen Einstellung
10 Wiederholung der eigenen Einstellung
11 Meinungen, die sich auf die eigene Erfahrung beziehen
12 Interpretation der Meinung, Gefühle und Verhaltensweisen des anderen
13 Verschwommene Äußerungen
14 Zuendeführen des Gedankens anderer Familienmitglieder

III. Lösungsbezogene Äußerungen

15 Vater vertritt den Standpunkt der Mutter
16 Vater vertritt den Standpunkt des Kindes
17 Mutter vertritt den Standpunkt des Vaters
18 Mutter vertritt den Standpunkt des Kindes
19 Kind vertritt den Standpunkt des Vaters
20 Kind vertritt den Standpunkt der Mutter
21 Vater vertritt den Standpunkt des Vaters
22 Mutter vertritt den Standpunkt der Mutter
23 Kind vertritt den Standpunkt des Kindes
24 Autonomie wird (Vater, Mutter, Kind) zugestanden
25 Autonomie wird nicht zugestanden
26 Abschweifungen vom Inhalt

IV. Fragen

27 Fragen zur Prozedur
28 Fragen zum Inhalt
29 Fragen zum Ergebnis
30 Rhetorische Fragen

V. Feedback-Äußerungen

31 Direkte Zustimmung
32 Zustimmung mit Einschränkung
33 Ablehnung
34 Lob bzw. Unterstützung
35 Mißbilligung
36 Kritik hinsichtlich des IFK
37 Selbstkritische Äußerungen

Nonverbale Kommunikation

I. Kopf

38 Lächeln
39 Nicken
40 Blickzuwendung während einer Meinungsäußerung
41 Kopfschütteln
42 Blickabwendung während einer Meinungsäußerung (auf das Blatt oder in die Luft sehen)

II. Stimme

43 Lachen
44 Lautstärke vermindern
45 Weinen
46 Lautstärke erhöhen

III. Körper

47 Distanz vermindern
48 Sich nach vorne neigen
49 Distanz vergrößern
50 Arme verschränken

Jede einzelne Kategorie ist operational festgelegt und mit einem Beispiel verdeutlicht.

Die untersuchten Familien

Sowohl für die Magersucht- als auch für die gesunden Familien galten die Auswahl-Kriterien:

a) Sie mußten mindestens aus den drei Mitgliedern Vater, Mutter und Tochter bestehen; ein weiteres Kind über 12 Jahre durfte hinzukommen.

b) Eine Tochter mußte zur Zeit der Untersuchung zwischen 13 und 17 Jahre alt sein.

c) Die Familien mußten der sozialen Mittelschicht angehören (entsprechend Beruf und Schulbildung der Eltern und Schulbildung der Kinder).

Für die Magersucht-Familien wurde zusätzlich gefordert:

d) Die 13 - 17 jährige Tochter erfüllt die Magersucht-Kriterien nach FEIGHNER et al. (1972), vgl. auch STEINHAUSEN, (1979).

e) Die Familie war (noch) nicht in familientherapeutischer Behandlung.

Für die gesunde Familie wurde gefordert:

f) Die Kinder sollten psychosomatisch gesund sein und keines der Familienmitglieder sollte an einer chronischen Erkrankung leiden.

Die medizinischen Befunde und Diagnosen stützten sich auf Urteile von Klinik- und Hausärzten, die nach Einwilligung der Familien befragt wurden, und auf einen von uns entwickelten spezifischen Anamnesebogen.

Der Untersuchungsplan

Es handelt sich um ein faktorielles Design mit zwei unabhängigen Variablen, die jeweils in zwei Abstufungen vorliegen:

Faktor 1: Psychosomatische Störung (ja/nein)

Faktor 2: Kommunikationskanal (audiovisuell/nur auditiv)

		1. Faktor		
		auditiv	audiovisuell	
2. Fakt.	krank	3 Familien →	← 3 Familien	6
	gesund	3 Familien →	← 3 Familien	6
	$\sum$	6 Familien	6 Familien	12

Alle Familien diskutierten 5 Konflikte unter audiovisueller Bedingung und 5 Konflikte unter auditiver Bedingung. Je drei Magersucht-Familien und drei gesunde Familien begannen unter den audiovisuellen Bedingungen, die jeweils restlichen drei Familien unter der auditiven Bedingung.

Die verbalen und nonverbalen Botschaften und Reaktionen innerhalb der Problemlöseprozesse der Familienmitglieder bildeten die abhängigen Variablen.

Auswertung der Daten

Bezogen auf die hier dargestellten Hypothesen interessieren die Wechselwirkungen zwischen dem 1. und 2. Faktor.

Da der 1. Faktor (Kommunikationskanal) abhängig getestet werden mußte, wurde folgende Inferenzstatistik angewandt: Mit den Differenzwerten der abhängigen Messungen wurde eine Varianzanalyse über den 2. Faktor gerechnet.
Da die Normalverteilungs-Annahme nicht für alle abhängigen Variablen angenommen werden konnte, wurde die Rangvarianzanalyse nach KRUSKAL und WALLIS gerechnet. Zeigt sich hierbei ein signifikantes Ergebnis für den 1. Faktor, so ist damit gleichzeitig der Wechselwirkungseffekt zwischen 1. und 2. Faktor gesichert.

Obwohl wir viele abhängige Variable gleichzeitig getestet haben, verzichteten wir auf eine alpha-Korrektur, weil diese Unabhängigkeit der Variablen voraussetzt. Bei Korreliertheit der abhängigen Variablen kann eine alpha-Korrektur unsinnig sein. Dazu nur zwei Beispiele:

a) Mehrere abhängige Variablen können als Items eines Konstruktes aufgefaßt werden, wobei die verschiedenen Variablen verschiedene Methoden im Sinne der Multimethod-Matrix darstellen. Eine alpha-Korrektur würde in diesem Falle bedeuten, daß die eigentlich erwarteten gleichsinnigen Effekte der Variablen willkürlich vermindert werden.

b) Noch gravierender wirkt sich eine alpha-Korrektur aus, wenn man annimmt, daß die verschiedenen abhängigen Variablen jeweils eine mögliche Verhaltensweise darstellen, mit der jemand auf die unabhängigen Variablen reagiert, daß aber nur eine (oder doch wenige) dieser Reaktionsweisen möglich ist. Z.B. könnte es sein, daß sich Verstrickung <u>entweder</u> durch häufige Wir-Äußerungen <u>oder</u> durch Herabspielen negativer Gefühle <u>oder</u> durch Interpretation der Gefühle anderer äußert, selten aber durch zwei oder drei dieser Merkmale.

Unter diesen Umständen wäre eine alpha-Korrektur grotesk, weil dadurch die Abhängigkeit des latenten Merkmals "Verstrickung" von den unabhängigen Merkmalen nur äußerst schwierig aufgedeckt werden könnte. Weil die "Kraft" des latenten Merkmals (Verstrickung) nur ausreicht, um eine Verhaltensweise (abhängige Variable) auszulösen, müßte man das unerwartete Auslösen einer zweiten Verhaltensweise eher dadurch honorieren, daß man die alpha-Schranke erhöht und nicht erniedrigt.

3. Ergebnisse

Wir stellen im folgenden lediglich die statistisch bedeutsamen Wechselwirkungen zwischen Faktor 1 und 2 dar. Alle übrigen abhängigen Variablen weisen - bezogen auf die hier nur interessierende Wechselwirkung - nicht in die angenommene Richtung. Aus zwei Gründen konnten wir jedoch nicht mit allzu vielen überzufälligen Wechselwirkungen rechnen:

a) Die beiden Stichproben waren ausgesprochen klein.

b) Neben den Wechselwirkungen konnten bei der einen oder anderen Variable die Haupteffekte von Faktor 1 oder 2 überwiegen, so daß für die Wechselwirkung zu wenig Einflußmöglichkeit übrigblieb.

c) Manche abhängige Variablen konnten zu selten codiert werden.

Beides nahmen wir jedoch bei dieser ersten Studie zu diesem Hypothesen-Bereich in Kauf, um erst einmal zu überprüfen, ob überhaupt Effekte in der angenommenen Richtung existieren. Erst in Nachfolgestudien sollte dann genauer getestet werden.

Die abhängigen Variablen wurden zunächst über alle Familienmitglieder gemittelt. Dann wurden alle Variablen nur für die Väter, anschließend nur für die Mütter und schließlich für die magersüchtigen Töchter analysiert.

<u>Gesamte Familie</u>

	A + V	A
K	2,55 (0,35)	1,45 (0,65)
G	1,6 (0,45)	1,65 (0,5)

p = 0,047

verschwommene Äußerungen (13)

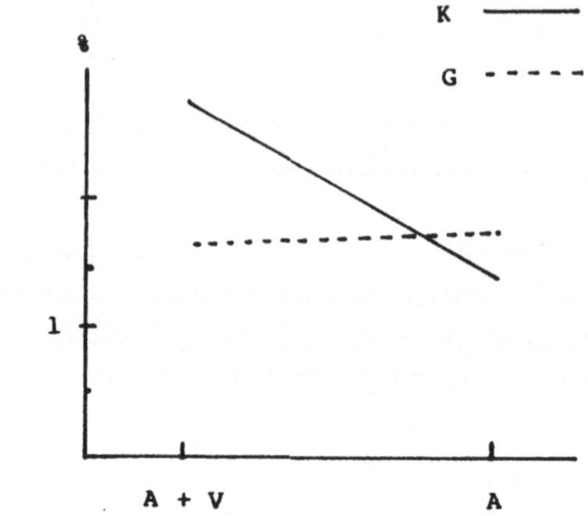

	A + V	A
K	0,55 (0,2)	0,45 (0,15)
G	0,25 (0,25)	0,65 (0,45)

p = 0,008

Vater vertritt Standpunkt des Kindes (16)

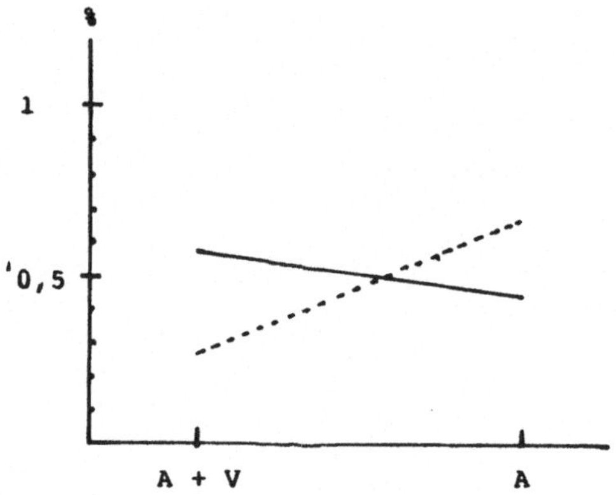

	A + V	A
K	1,7 (0,4)	1,3 (0,55)
G	1,3 (0,35)	1,95 (1,3)

p = 0,047

Autonomie wird nicht zugestanden (25)

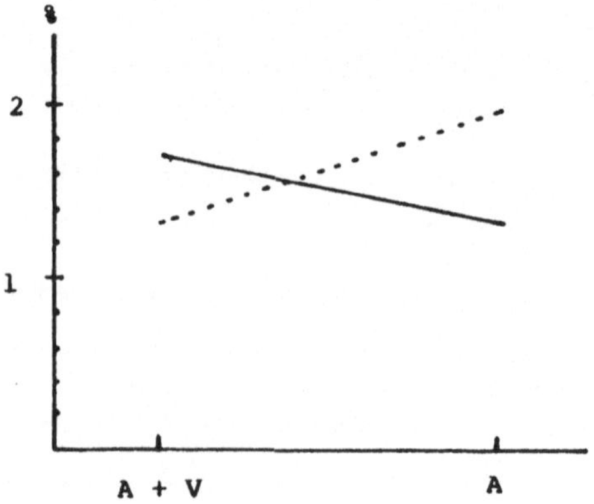

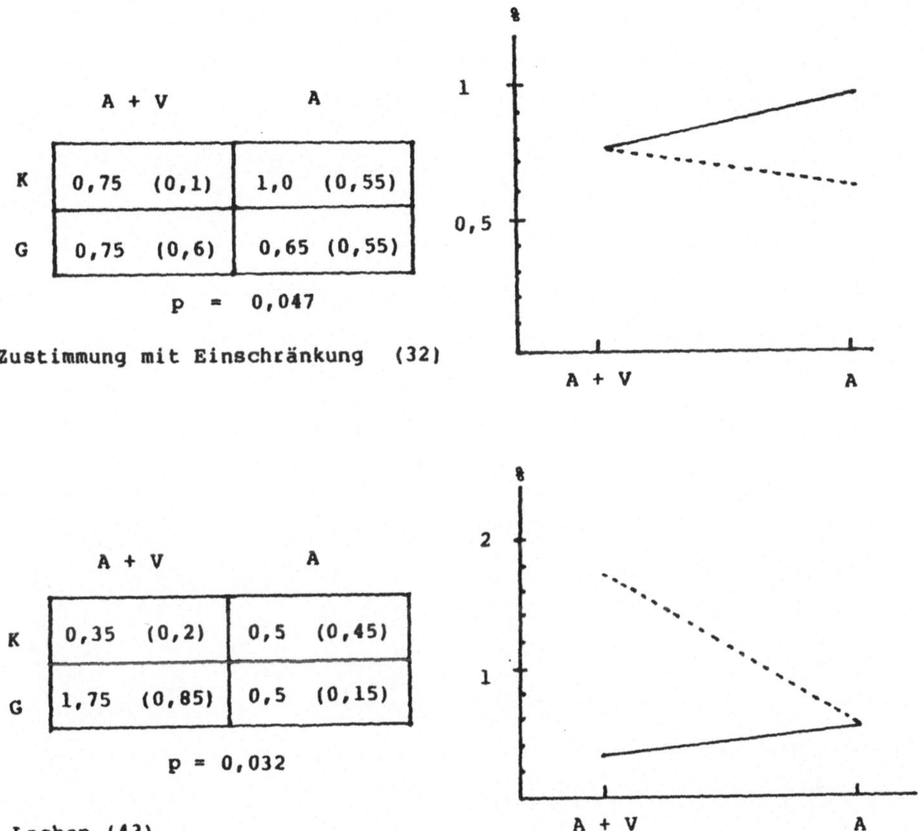

Zustimmung mit Einschränkung (32)

	A + V	A
K	0,75 (0,1)	1,0 (0,55)
G	0,75 (0,6)	0,65 (0,55)

p = 0,047

Lachen (43)

	A + V	A
K	0,35 (0,2)	0,5 (0,45)
G	1,75 (0,85)	0,5 (0,15)

p = 0,032

<u>Abb. 4.12.</u>: Wechselwirkungen zwischen Faktor 1 und Faktor 2, betrachtet für die <u>gesamte Familie</u>; K = magersüchtige Familien; G = gesunde Familien; A + V = audiovisuell, A = auditiv; p = Irrtumswahrscheinlichkeit der Wechselwirkung.

Für die "gesamte Familie" zeigen sich Wechselwirkungseffekte insofern, als die Magersucht-Familien unter der "normalen" Gesprächsbedingung einen höheren mittleren prozentualen Gesprächsanteil in den Kategorien

- verschwommene Äußerungen (13)
- Vater vertritt den Standpunkt des Kindes (16)
- Autonomie wird nicht zugestanden (25)

aufweisen als unter der eingeschränkten Kommunikationsbedingung, während bei den gesunden Familien der prozentuale Gesprächsanteil derselben Ereignisse unter der normalen Gesprächsbedingung geringer ist als unter der eingeschränkten.

In den Kategorien

- Zustimmung mit Einschränkung (32)
- Lachen (43)

ist der prozentuale Anteil der psychosomatisch gestörten Familien unter der normalen Bedingung geringer als unter der eingeschränkten. Bei den gesunden Familien wirkt der Einfluß der Kommunikationsmodalitäten in der umgekehrten Richtung.

b)
Väter

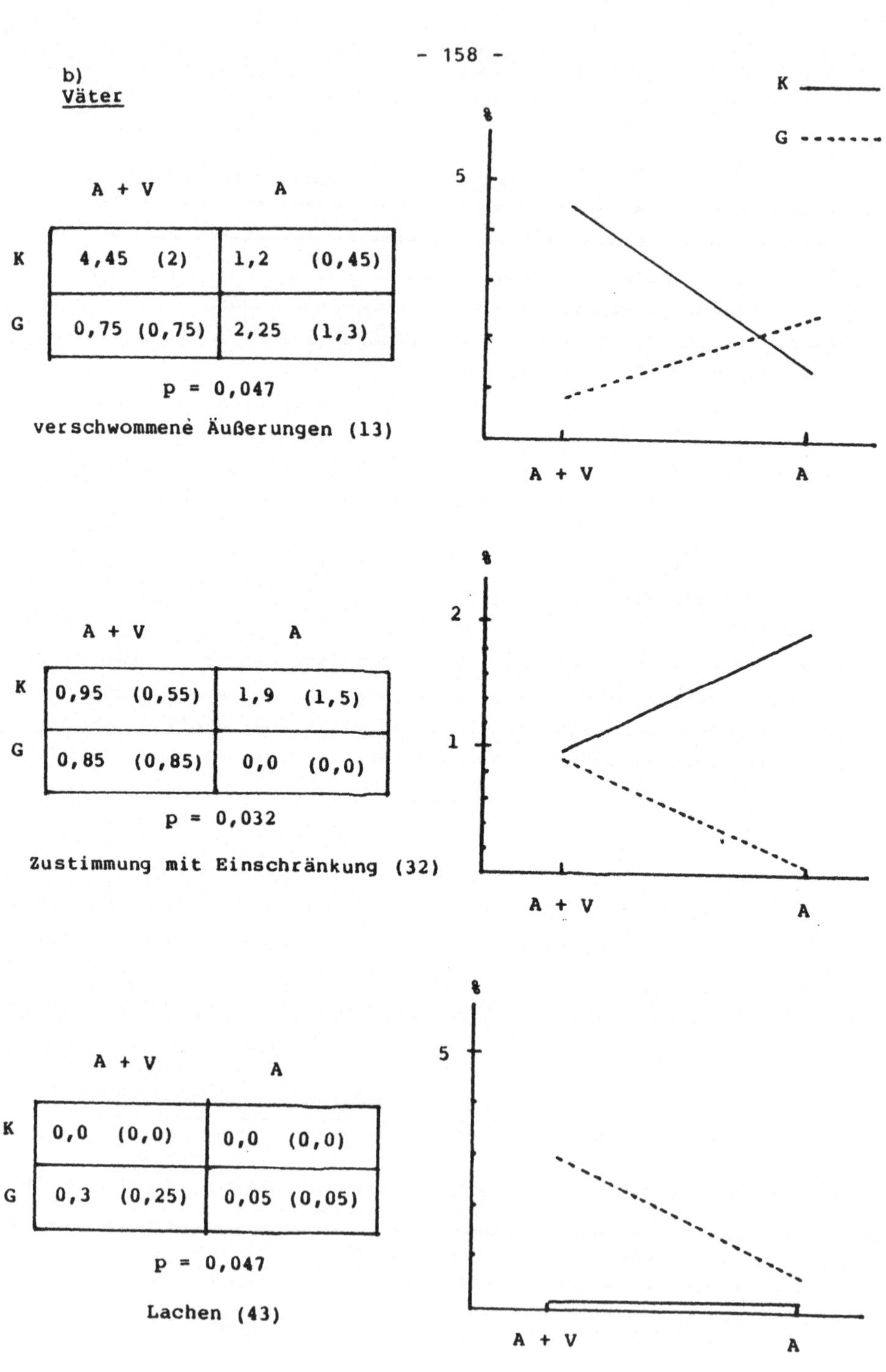

	A + V	A
K	4,45 (2)	1,2 (0,45)
G	0,75 (0,75)	2,25 (1,3)

p = 0,047

verschwommene Äußerungen (13)

	A + V	A
K	0,95 (0,55)	1,9 (1,5)
G	0,85 (0,85)	0,0 (0,0)

p = 0,032

Zustimmung mit Einschränkung (32)

	A + V	A
K	0,0 (0,0)	0,0 (0,0)
G	0,3 (0,25)	0,05 (0,05)

p = 0,047

Lachen (43)

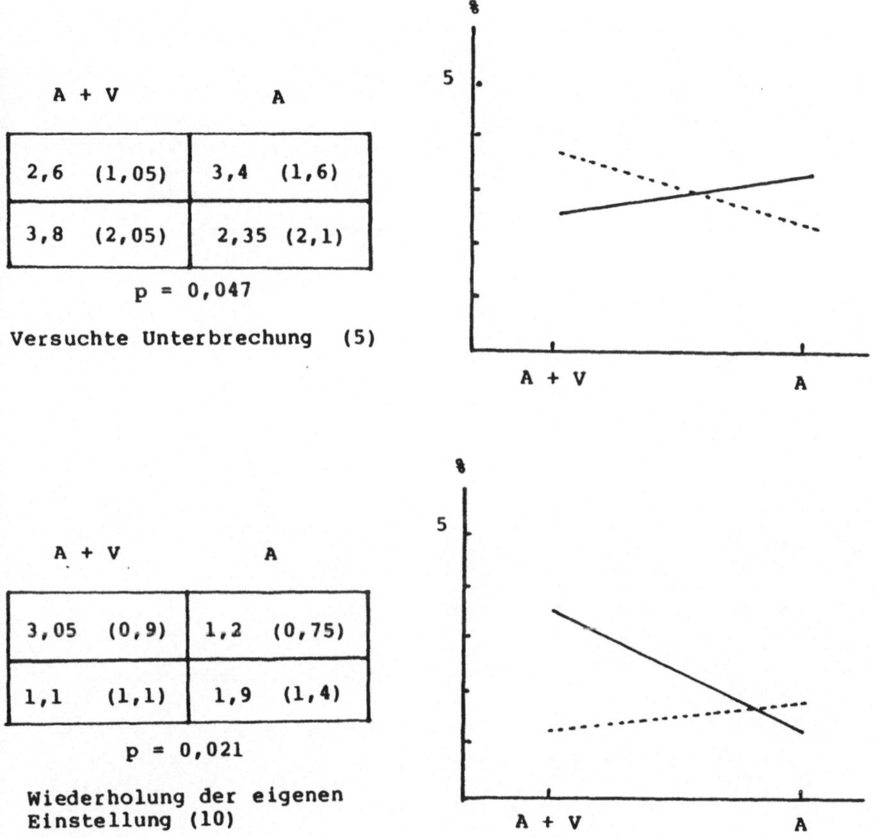

A + V	A
2,6 (1,05)	3,4 (1,6)
3,8 (2,05)	2,35 (2,1)

p = 0,047

Versuchte Unterbrechung (5)

A + V	A
3,05 (0,9)	1,2 (0,75)
1,1 (1,1)	1,9 (1,4)

p = 0,021

Wiederholung der eigenen Einstellung (10)

Abb. 4.13.: Wechselwirkungseffekte zwischen Faktor 1 und 2, betrachtet für die Väter.

Für die Väter zeigen sich Wechselwirkungseffekte insofern, als bei den Vätern psychosomatisch gestörter Familien der Gesprächsanteil für

- verschwommene Äußerungen (13)
- Wiederholung der eigenen Einstellung (10)

unter der normalen Gesprächsbedingung größer ist als unter der eingeschränkten, bei den Vätern gesunder Familien geringer. Diese wiederum zeigen unter der normalen Bedingung einen größeren Anteil an

- Lachen (43)
- Zustimmung mit Einschränkung (32)
- Versuchte Unterbrechung (5)

als unter der eingeschränkten Bedingung, während sich der Einfluß der Kommunikationsmodalitäten hinsichtlich dieser Kategorien bei den Vätern psychosomatischer Familien in der anderen Richtung bemerkbar macht.

c)
<u>Mütter</u>

A + V	A
2,95 (1,6)	2,15 (1,25)
1,35 (0,2)	1,65 (1,35)

p = 0,032

verschwommene Äußerungen (13)

%

3

A + V A

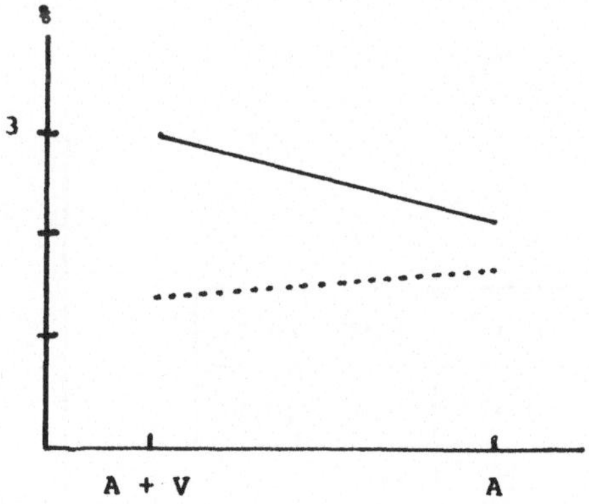

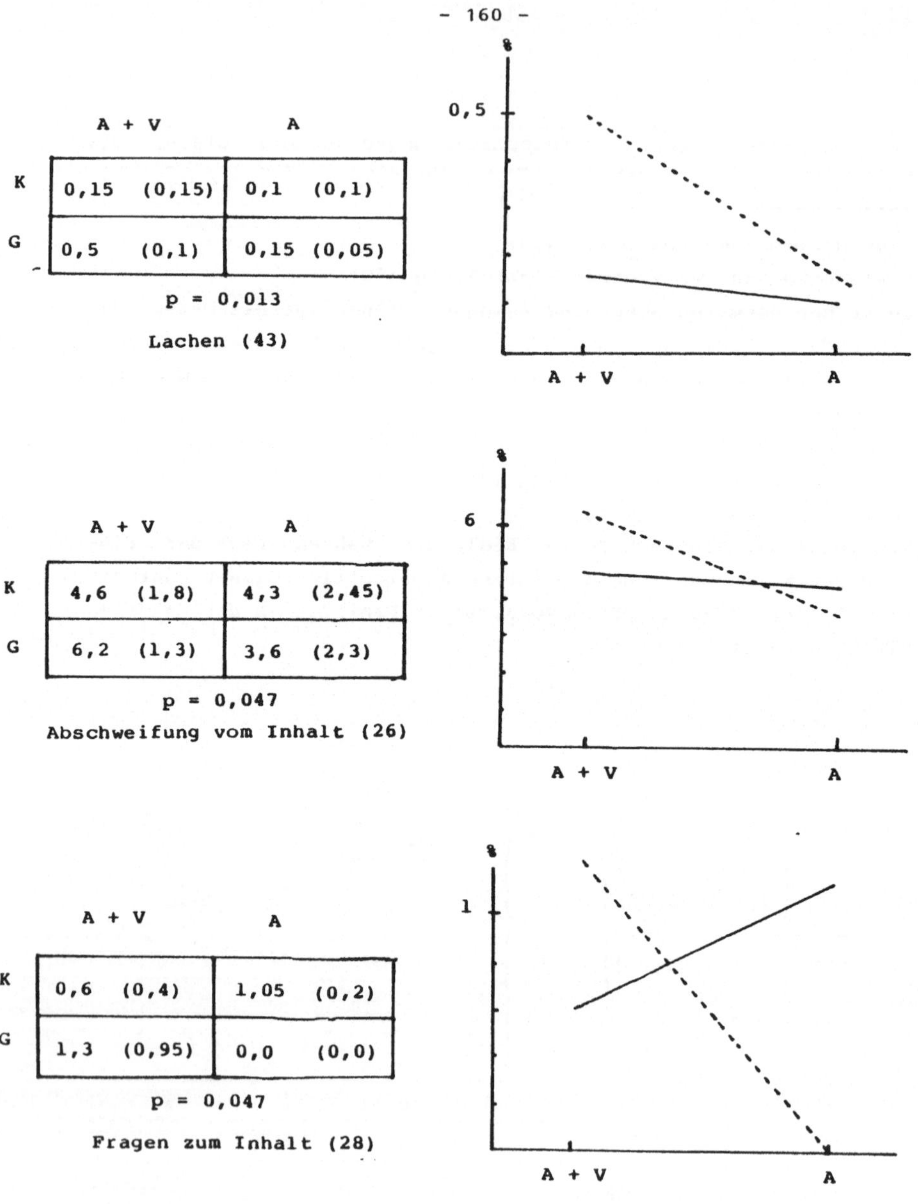

	A + V	A
K	0,15 (0,15)	0,1 (0,1)
G	0,5 (0,1)	0,15 (0,05)

p = 0,013

Lachen (43)

	A + V	A
K	4,6 (1,8)	4,3 (2,45)
G	6,2 (1,3)	3,6 (2,3)

p = 0,047

Abschweifung vom Inhalt (26)

	A + V	A
K	0,6 (0,4)	1,05 (0,2)
G	1,3 (0,95)	0,0 (0,0)

p = 0,047

Fragen zum Inhalt (28)

Abb. 4.14.: Wechselwirkung zwischen Faktor 1 und 2 für das Interaktionsverhalten der Mütter.

Für die Mütter zeigen sich Wechselwirkungseffekte bezüglich der Kategorien
- Lachen (43)
- Abschweifungen vom Inhalt (26)
- Fragen zum Inhalt (28).

Dabei sind die Anteile dieser Ereignisse am gesamten Interaktionsprozeß der Mütter gesunder Familien unter der normalen Gesprächsbedingung höher als unter der eingeschränkten, die der Mütter der Magersucht-Familien geringer.

Der Anteil der Kategorie
- verschwommene Äußerungen (13)

hingegen ist bei den Müttern der Magersucht-Familien unter der normalen Gesprächsbedingung größer als unter der eingeschränkten Bedingung, bei den Müttern gesunder Familien geringer.

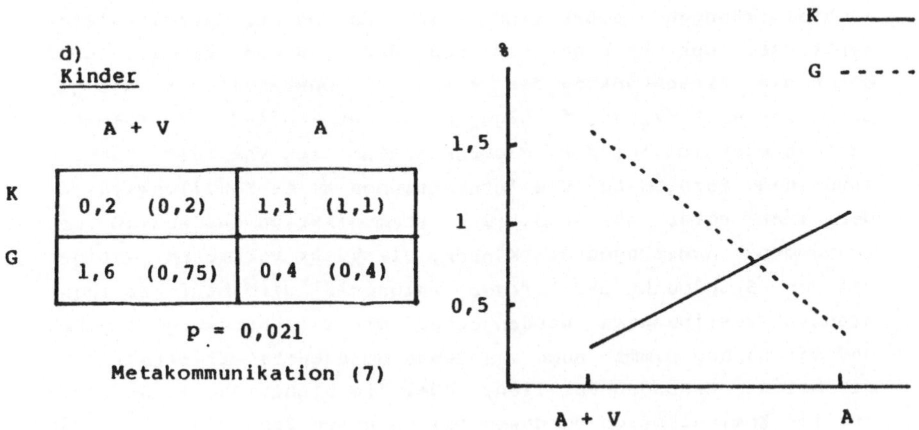

d)
<u>Kinder</u>

	A + V	A
K	0,2 (0,2)	1,1 (1,1)
G	1,6 (0,75)	0,4 (0,4)

p = 0,021

Metakommunikation (7)

<u>Abb. 4.15.</u>: Wechselwirkungseffekte zwischen Faktor 1 und 2 für das Interaktionsverhalten der <u>Kinder</u>.

Bei den Kindern zeigen sich Wechselwirkungseffekte in dem Gesprächsereignis

- Metakommunikation (7)

Die Anteile dieser Kategorie sind bei den Kindern gesunder Familien unter der normalen Gesprächsbedingung größer als unter der eingeschränkten, bei den Kindern der Magersucht-Familien geringer.

4. Diskussion

Da wir an dieser Stelle nur die Wechselwirkungen zwischen magersüchtig (ja/nein) und Kommunikationskanal (auditiv/audiovisuell) betrachten, eine ganz spezifische Hypothese zur Wirksamkeit der beiden Faktoren also abgetestet wurde, konnten - insbesondere bei den kleinen Stichproben - keine eindeutigen Ergebnisse erwartet werden. Immerhin weisen alle 15 signifikanten Wechselwirkungen - außer einer - in Richtung der aufgestellten Hypothese: Der Problemlöseprozeß der gesunden Familien wird durch die Einschränkung des Kommunikationskanals auf das gesprochene Wort "kranker". Dagegen ist der Einfluß der Kommunikationsreduktion auf die Magersucht-Familien eher als günstig anzusehen. Bezogen auf die Interaktionen aller Familienmitglieder läßt unter nur auditiver Kommunikation das Ausmaß verschwommener Äußerungen stark nach, die Väter vertreten weniger oft den Standpunkt des Kindes, Autonomie wird häufiger zugestanden, Zustimmungen werden öfter mit Einschränkung gegeben und das Lachen nimmt auch zu. Genau umgekehrte Effekte finden wir bei den gesunden Familien, wobei die Situation bei audiovisueller Kommunikation durchweg bei gesunden Familien günstiger ist.

Betrachten wir nur die Interaktionen der Väter, so zeigen sich zusätzlich folgende signifikante Wechselwirkungen:
Väter von magersüchtigen Familien versuchen unter rein auditiver Kommunikation die anderen Familienmitglieder zu unterbrechen und wiederholen seltener ihre Einstellungen.

Die Mütter von Magersüchtigen zeigen ebenfalls spezifische Tendenzen, wenn die Probleme nur mit Worten verhandelt wurden: Sie stellten häufiger Fragen nach den Inhalten der Geschichten und schweifen weniger vom Problem ab, schweifen aber im Vergleich zu den Gesunden mehr ab. (Dies ist die einzige signifikante Wechselwirkung, die nicht eindeutig in Richtung der Hypothese weist.)

Die Magersüchtigen selbst zeigen unter der auditiven Bedingung bedeutend häufiger Metakommunikationen als die Gesunden und als unter "natürlichen" Gesprächsbedingungen.

Insgesamt sind es also 14 von 15 Variablen, die bei Magersucht-Familien unter rein verbaler Kommunikation eindeutig in Richtung Autonomie und weg von der Verstrickung weisen. Bei gesunden Familien ist es genau umgekehrt: Sie gestatten ihren Mitgliedern - wenn sie sich nicht sehen können - weniger Autonomie.

SELVINI-PALAZZOLI (1982) nimmt an, daß in Magersucht-Familien die emotionale Beziehung der Eltern gestört ist ("Niemals bin ich Eltern begegnet, die eine reife emotionale Beziehung verband,..."). Diese gestörte Beziehung zwischen den Eltern ist letztlich die Ursache der Verstrickung in der Familie. So meint MINUCHIN et al. (1981): "Jede größere Dysfunktion im ehelichen System wirkt sich auf die ganze Familie aus und berührt alle ihre Mitglieder". Dabei würden die Kinder "unter Umständen als Sündenböcke verfolgt oder von einem Ehepartner in eine Allianz hineingezogen". Eine Beziehungsstörung aber zeigt sich nach WATZLAWICK (1980) primär in der nonverbalen Interaktion. Nimmt man nun diese nonverbalen Botschaften aus der Interaktion heraus, so scheint - wie unsere Ergebnisse zeigen - der eher sachlich-inhaltliche Problemlöseprozeß verbessert zu werden. Ja es sieht so aus, daß die Anzeichen der Verstrickung nachlassen und die Autonomie des einzelnen Familienmitgliedes gestärkt wird. Sollte die Verstrickung selbst ein wichtiges Glied in der die Magersucht verursachenden Struktur darstellen, so könnte man vermuten, daß allein schon eine Therapie, die versucht, die Kommunikation innerhalb solcher Familien nur über verbale Auseinandersetzungen führen zu lassen, ohne daß die Mitglieder sich sehen, erste Erfolge erzielen kann, um die Verstrickung zu beseitigen.

Ähnliche, wenn auch nicht so rigorose therapeutische Ansätze schlagen MINUCHIN et al. (1978) und PETZOLD (1979) vor, wenn sie über regelgeleitete Konfrontationen versuchen, die einzelnen Familienmitglieder aus der Verstrickung zu lösen. Ausgangspunkt der Konfrontationstherapie von PETZOLD war die Forderung von LASEGUE, der "die Isolierung der Patientinnen von ihren Familien während der Behandlung forderte".
Nach PETZOLD (1979) ist die erste Aufgabe einer Therapie mit einer Magersucht-Familie "den Rahmen verändern, in dem Familie geschieht".

Er versucht es mit direkter Konfrontation jeweils zweier Familienmitglieder. Auch HEHL u. WEBER (1985) konnten an einer Einzelfallstudie aufzeigen, daß eine solche Konfrontation bei Magersucht-Familien Erfolge bringen kann, insbesondere in Richtung einer größeren Autonomie aller Familienmitglieder.

Eine weitere Möglichkeit, den "Rahmen" zu verändern, sehen wir heute in der gleichzeitigen Kommunikation aller Familienmitglieder über relevante Probleme, jedoch ohne daß sich die einzelnen Familienmitglieder sehen können, also z.B. getrennt durch Wandschirme oder in verschiedenen durch Telefone verbundenen Räumen.

Wir streben daher zur Zeit eine Einzelfallstudie an, die die Therapie einer Magersucht-Familie innerhalb dieses "Rahmens" durchführt.

Das Ergebnis dieser Untersuchung liefert jedoch auch eine plausible Erklärung für den Befund, daß Magersucht-Familien sehr resistent für Veränderungen sind, wenn alle Familienmitglieder an der Therapie teilnehmen: Durch die nonverbal sich darstellende verstrickte Beziehungsstruktur ist ein Problemlöseprozeß, wie er sonst in Familientherapien häufig angestrebt wird, nicht sinnvoll. Die nonverbal funktionierende Verstrickung behindert jeden dieser Therapie-Versuche.
Will man jedoch auf solche therapeutische Ansätze nicht verzichten, muß man dafür sorgen, daß die nonverbale Kommunikation unterbunden oder veränderten Regeln unterworfen wird.

Literatur:

ARGYLE, M. & DEAN, J.: Eye contact distance and affiliation. Sociometrie, 1965, 28, 289-304.

BRUCH, H.: Perceptual and conceptual disturbances in anorexia nervosa. Psych. Med., 1962, 24, 187 ff.

FEIGHNER, J.P. et al.: Diagnostic criteria for use in psychiatric research. Arch. Gen. Psychiatr., 1972, 26, 57-63.

GENSICKE, P.: Anorexia nervosa: A deficiency of family socialization? Zeitschr. f. Psychosom. Med. u. Psychoanal., 1979, 25, 201-215.

GOTTMAN, J.M.: Couples Interaction Scoring System (CISS) - Coder Coordinators Manual. Department of Psychol., Univ. of Illinois, 1977.

GUTEZEIT, G.: Ergebnisse psychodiagnostischer Untersuchungen bei weiblichen und männlichen Patienten mit Anorexia nervosa. In: H.C. STEINHAUSEN (Hrsg.) Psychosomatische Störungen und Krankheiten bei Kindern und Jugendlichen. Stuttgart: Kohlhammer, 1981, 178-192.

HEHL, F.-J. & WEBER, A.: Eine Einzelfallanalyse zur Konfrontationstherapie bei Anorexia nervosa. In: F.-J. HEHL et al. (Hrsg.): Diagnostik in der Familientherapie. München: DPV, 1985.

KENDON, A.: Functions of gaze direction in social interaction. Acta Psychol., 1967, 26, 22-63.

Mc GHIE, A.: Psychological studies of schizophrenia. In: B. MAHER (Ed.): Contemporary abnormal psychology. Hammondworth, England: Penguin, 1973, S. 120-133.

MEISELMAN, K.C.: Broadening dual modality cue utilization in chronic nonparanoid schizophrenics. J. of consult and clin. Psychol., 1973, 41, 447-453.

MINUCHIN, S. et al.: Psychosomatic Families. Anorexia nervosa in context. Cambridge: Harvard University Press, 1978.

MINUCHIN, S. et al.: Psychosomatische Krankheiten in der Familie. Stuttgart: Klett, 1981.

OLSON, D.H. & RYDER, R.G.: Marital and Family Interaction Coding System (MFICS). Minnesota: University Press, 1970.

PETZOLD, E.: Familienkonfrontationstherapie bei Anorexia nervosa. Göttingen: Vandenhoeck u. Ruprecht, 1979.

ROSENTHAL, R., et al.: Measuring sensitivity to nonverbal communication: The Pons-Test. In: A. WOLFGANG (Ed.): Nonverbal behavior - Applications and cultural implications. New York: Academic Press, 1979.

SELVINI PALAZZOLI, M.: Magersucht. Stuttgart: Klett, 1982.

STEINHAUSEN, H.C.: Anorexia nervosa - eine aktuelle Literaturübersicht. Teil 1: Diagnostische Aspekte. Zeitschr. Kinder-Jugendpsychiatr., 1979, 7, 149-169.

WATZLAWICK, P. et al.: Menschliche Kommunikation. Bern: HUBER, 1969.

WATZLAWICK, P. et al.: Lösungen. Bern: Huber, 1974.

WATZLAWICK, P. & WEAKLAND, J.H. (Hrsg.): Interaktion. Bern: HUBER, 1980.

WIRKAN, R., et al.: Communication in the family of the asthmatic child. Acta Psychiatr. Scand., 1978, 57, 11-26.

INTERAKTIONSFORSCHUNG UND FAMILIENTHERAPIE

von

M. WOLF

Der Beitrag, den die empirische Interaktionsforschung zur besseren Effizienz der Familientherapien leisten könnte, soll anhand eines kurzen Überblicks über die bisherige Entwicklung der Familientherapie und die Versuche, die Familie als interagierendes System zu erfassen, im Folgenden kurz skizziert werden. Die ersten Ansätze zur familienorientierten Betrachtungsweise, die dazu geführt haben, daß Familien gemeinsam behandelt wurden, zeichneten sich durch ein relativ hohes Abstraktionsniveau aus. Dies hing damit zusammen, daß die ersten Familientherapeuten überwiegend Theoretiker waren, die meistens aus individuumzentrierten Therapierichtungen kamen und diesen Hintergrund in ihre familienorientierten Theorien mit einbrachten. Dadurch entwickelte sich die Familientherapie aus sehr unterschiedlichen theoretischen Konzepten. Als gemeinsamer Nenner wird zwar immer wieder die allgemeine Systemtheorie genannt, trotzdem divergieren der theoretische Zugang und die davon abgeleiteten Hypothesen zum eigentlichen Familiensystem in erheblichem Ausmaß. Die ersten Ansätze zu einer Familientheorie waren von der Erweiterung der individuumorientierten Betrachtungsweise auf das Familiensystem geprägt; das Verständnis für dieses System blieb aber linear kausalitätsorientiert. Dieser Mangel, der nicht nur in den Theorien zu Mißverständnissen und Verwirrungen führte und auch lange Zeit die Entwicklung der Familientherapie negativ beeinflußte, wurde erst in den letzten Jahren durch neue systemorientierte theoretische Ansätze behoben. In diesen Ansätzen werden Begriffe, die mit der Struktur der Familie im Sinne von Aetiologie, Kausalität, Homöostase zusammenhängen, durch Struktur im Sinne von prozesshaften Veränderungen, Kohärenz, Beziehung und Zusammenhang ersetzt. Hier wird expliziert, daß Struktur nicht starr ist, sondern ein Zufallsprodukt aus interagierenden Prozessen, die von Zeit und Kontext abhängig sind. Diese Veränderungen in den familienorientierten Konzepten wurden durch eine gegenseitige Wechselwirkung zwischen Theorie und Therapie bewirkt.

Die empirische Forschung hatte bis jetzt einen relativ geringen Einfluß auf die Entwicklung der therapeutischen Konzepte. Diese Tatsache wird von vielen Autoren bedauert und es werden Erwartungen bezüglich der engeren Zusammenarbeit zwischen Empirie und Therapie geäußert. WELLS (1981) stellt fest, daß Kliniker und Forscher selten einen wechselseitig bedeutungsvollen Dialog geführt haben. Auf der anderen Seite wird auf den grundsätzlichen Unterschied zwischen Forschung und Therapie hingewiesen, z.B. meint HALEY (1981, S.28): "Heute erscheint es offensichtlich, daß der Standpunkt eines Forschers und der eines Therapeuten einander fast entgegengesetzt sind. Der Forscher muß sich von seinen Daten distanzieren, objektiv sein und darf das was er untersucht nicht beeinflußen und sich selbst nicht einbringen. Er muß auch alle komplexen Variablen des Problems erkunden und erklären, da er nach der Wahrheit sucht. Die Haltung des Therapeuten ist ganz anders. Er muß persönlich beteiligt und menschlich sein, nicht distanziert und objektiv. Er muß aktiv auf die Daten eingehen, um Menschen zu beeinflußen, so daß das, was bisher vorgegangen ist, sich verändert. Es erscheint offenkundig, daß die Heranbildung eines Forschers und die Heranbildung eines Therapeuten zwei verschiedene Unternehmungen sind."

Welchen Beitrag könnte die empirische Interaktionsforschung zur Therapie leisten? Dazu eine kurze Aufstellung von Vorgehensproblemen in der Therapie, die bis jetzt nur probabilistisch erfaßt wurden und auf der operationalen Ebene keine Übereinstimmung zwischen den einzelnen Autoren aufweisen:

1) Indikation zur Familientherapie
2) Die Aufstellung der Hypothesen zur Therapie
3) Die Überprüfbarkeit der Hypothesen in der Therapie
4) Die Wahl der familientherapeutischen Methode
5) Der Aufbau der Therapie und die Transparenz des Vorgehens des Therapeuten
6) Die Überprüfbarkeit der Ergebnisse der Therapien.

Zuerst sollten aber die relevanten Ergebnisse der direkten Interaktionsforschung zusammengefaßt werden:

Bei der Durchsicht der Übersichtsartikel zum Thema Interaktionsforschung von JACOB (1975), DOANE (1978), WELLS (1980), fällt folgendes auf: Der Ausgangspunkt der überwiegenden Zahl der Arbeiten ist das Symptom des Patienten,die Arbeitshypothese ist an einer Typologie der Familien orientiert. Das angestrebte Ergebnis ist der Versuch einer Zuordnung der Familieninteraktion zum vorliegenden Symptom bzw. die Findung der typischen familienspezifischen interaktionellen Muster, die in diesen Familien vorherrschend sind. Die Methode ist meistens die direkte Beobachtung der Interaktion. Die Beurteilung erfolgt zum Teil auf der mikroanalytischen Ebene, bei der das operationalisierte Verhalten quantitativ erfaßt wird, oder es werden zum Teil allgemeine Konstrukte wie z.B. Klarheit, Affekt, Unterstützung usw. durch Rater eingestuft. Die Ergebnisse sind bei der Beobachtung auf der mikroanalytischen Ebene oft nicht aussagefähig, weil von der jeweiligen Interpretation abhängig. Die notwendige Interpretation findet auf einem höheren Abstraktionsniveau statt und muß sich familientheoretischer Konstrukte bedienen, die noch nicht verifiziert sind. Die Beurteilung der allgemeinen Konstrukte ist oft widersprüchlich und von der Schulung der Rater bzw. der Interrater reliabilität abhängig. Die nicht eindeutige Beurteilung der vorliegenden Ergebnisse resultiert aus dem Widerspruch zwischen den realen Möglichkeiten, die Interaktion zu erfassen, und dem Anspruch auf komplexe Aussagen.

In seinem Übersichtsartikel äußert JACOB (1975) die Hoffnung, daß die Identifikation von typischen Familieninteraktionsmustern zu effektiveren Methoden der Behandlung führen könnte. Er untersucht in der vorhandenen Literatur die Bereiche Konflikt, Dominanz, Affekt und Klarheit. Die Arbeiten werden in zwei Gruppen, Familien mit einem schizophrenen Mitglied und Familien mit einem gestörten Mitglied, jeweils auf eine Kontrollgruppe bezogen, zusammengefaßt. Problematisch erscheint der Vergleich zwischen den Gruppen von gestörten Familien und den Kontrollgruppen. Auf dieses Problem der Vergleichbarkeit weist JACOB selbst hin: 1. Die Gemeinsamkeiten der zu vergleichenden Familien können nur einige äußerliche Faktoren beinhalten 2. Bei unterschiedlicher Familiengröße ist die Familienstruktur nicht vergleichbar. Nach seiner Auswertung zeigen sich keine eindeutigen Unterschiede zwischen gestörten und normalen Gruppen von Familien. DOANE (1978) setzt sich am Anfang eines eigenen Übersichtsreferats kritisch mit der Zusammenfassung von JACOB (1975) auseinander und versucht, über eine andere Einteilung der Erhebungen bzgl. Gruppen von Familien zu einem aussagefähigeren Ergebnis zu kommen. Dabei fällt aber auf, daß die direkte Interaktionsbeobachtung, mit Kategorien wie Unterbrechungen, Sprechzeit, wer spricht nach wem, Anzahl der erhaltenen Äußerungen nur wenig aussagefähig ist. Für die Auswertung dieser Variablen sind entsprechende Interpretationen notwendig.

Diese werden zum Teil im zweiten Abschnitt ihrer Arbeit nachgeliefert, in der Dominanz, Koalitionen, elterlicher Konflikt, Flexibilität und Unterstützung untersucht werden. Dieses Niveau entspricht der von SLUZKI (1980) aufgestellten Forderung, daß die Denkmodelle für Familientherapie sich auf der Ebene von "Mid level constructs" bewegen sollten, das heißt zwischen einem generellen Paradigma und angewandten Techniken. Auf diesem Niveau zeigt sich dann z.B. auch, daß elterliche Konflikte häufiger bei gestörten Familien vorkommen, daß normale Familien flexibler in ihrer Interaktion sind und daß auch gegenseitige Unterstützung bei normalen Familien häufiger vorkommt als in Familien mit einem gestörten Mitglied.

PINSOF (1981) weist in seinem Übersichtsreferat auf Probleme der Erfassung der Interaktion und des Familientherapieverlaufs hin und faßt die Schwierigkeiten zu folgenden Problemkreisen zusammmen:

1) Grundsätzliche Schwierigkeit der Aufgabe: Die Komplexität der in der Familie ablaufenden Prozesse stellt an den Beobachter und an die Beurteilung sehr hohe Ansprüche. Denn es ist nach wie vor unklar, auf welcher Ebene die Beobachtung und die Beurteilung stattfinden sollen und welche Aussagen eventuell für die Praxis der Therapie relevant sein könnten. Ein weiteres Problem ist, daß die Erhebungen einen Querschnittsansatz haben, die erfaßten Daten als Norm der Interaktion der zu beurteilenden Familie aufgestellt werden, um sie dann in ihrer Gültigkeit über die zu untersuchende Situation zu erweitern.

2) Mangel an einer adäquaten Mikrotherapietheorie bzgl. des Zusammenhangs zwischen den erhobenen Daten und dem thera-

peutischen Vorgehen. Dies bedeutet, daß zunächst Konstrukte auf einem niedrigen Abstraktionsniveau entwickelt werden müssen, die dann das Handeln des Therapeuten bestimmen. In Anlehnung an GURMAN und KNISKERN (1981) sollte das Vorgehen in der Therapie immer in zwei Schritten erfolgen: Zunächst die unmittelbaren Ziele (das Symptom) und dann die endgültigen Ziele (das System). Für dieses Vorgehen liefert aber zum einen die bisherige Prozeßforschung zu wenig konkrete Hypothesen, zum anderen wurde die Entscheidung zum Wechsel des therapeutischen Focus noch nicht ausreichend in die theoretischen Überlegungen einbezogen.

3) Der größte Teil der Forschung im Bereich der Familieninteraktion wurde bis jetzt von einem individuell bzw. transaktionell orientierten Standpunkt durchgeführt. Der Schwerpunkt liegt auf der Monade und der Dyade, dadurch erfolgt keine direkte Erfassung von komplexeren Strukturen und zeitlichen Abläufen. Es ist notwendig, daß Veränderungen in der Therapie sowohl hierarchisch als auch auf der nächst höheren systemischen Ebene erfaßt werden.
Vom systemischen Standpunkt aus sollten auch die Beurteilung und Erfassung der Komplexität der Familie Rechnung tragen. Die jeweiligen Ebenen - individuell, interaktionell, systemisch - sollten bei der Beurteilung einer Familie im Verlauf der Therapie jeweils berücksichtigt werden, und die notwendigen Hypothesen sollten einen klaren Bezug zu den Beurteilungsebenen zeigen.

Dies sind kurz skizziert die Probleme der Interaktionsforschung, wie sie sich aus der Sicht des Therapeuten darstellen. Die Probleme der Durchführung von Therapien sind zu den oben erwähnten Problemen komplementär. Dies trifft auch dann zu, wenn berücksichtigt wird, daß die Methoden, die in der Therapie eingesetzt werden, sich denen in der Forschung weitgehend angeglichen haben, zum Beispiel der Einsatz von Einwegspiegeln, Video- und Tonbandaufzeichnung, ständige Rückkopplung in der Supervision usw.

Im Gegensatz zur aktiven Rolle des Therapeuten und der subjektiven Beurteilung wird und kann in der Therapie weniger Wert auf die objektive Erfassung von Daten gelegt werden. Über den Ausgang der Therapie entscheidet nicht die Beobachtung, sondern die Handlung, die Intervention, das direkte Eingreifen des Therapeuten während der Therapiesitzung. Der Therapeut handelt aufgrund seiner Ausbildung, seiner bisherigen Erfahrungen und seiner Persönlichkeit sehr häufig intuitiv, für einen Außenstehenden kaum nachvollziehbar und oft nicht replizierbar. Welche Anforderungen sollen an einen Therapeuten gestellt werden bzw. was darf die Familie vom Therapeuten erwarten?

Nach GURMAN und KNISKERN (1981) sind dies:

1) Hoher Standard therapeutischer Erfahrungen

2) Fähigkeit zum Strukturieren - Direktivität, Klarheit, Fähigkeit zur Aufnahme von Informationen und zur Stimulation der Interaktion

3) Positives Bündnis mit der Familie.

Der Therapeut sollte fähig sein, eine klare Stellungnahme abzugeben und konkrete Handlungsschritte bzw. Anweisungen vorzuschreiben. Die Entscheidungen der Therapie finden auf einer komplexen Ebene statt, auf der Ebene der Triade, der Dreiecke in der Familie. Auf dieser Ebene werden die Struktur, die Hierarchie, die Koalitionen, die Grenzen der Familie als Ganzes und die Abgrenzung der einzelnen Subsysteme in der Familie deutlich. Die Anforderung an den Therapeuten ist, zu erfassen, welche Reaktion eine Interaktion zwischen zwei Familienmitgliedern bei einem dritten hervorruft.

Der Therapeut wird im Gegensatz zum Forscher ein aktives Mitglied im Familiensystem, nach MINUCHIN (1977): "Durch seine strukturierenden Maßnahmen übernimmt er die Führung im System, aber er steht nicht im Mittelpunkt des Geschehens, er ergänzt nicht die Familie, er behält die notwendige Distanz". Die Aktivität des Therapeuten wird von den Hypothesen, die er über das Familiensystem aufstellt, geleistet. Welche Merkmale des Familiensystems werden aber bei der Bildung dieser Hypothesen hauptsächlich berücksichtigt? Um diese Fragen zu beantworten, ist es notwendig, die Merkmale des Familiensystems zu gewichten, um sich auf die wesentlichen zu konzentrieren.

Bei den meisten Autoren werden bei der Nennung von Charakteristika gesunder Systeme, aber auch bei den Störungen verursachenden Faktoren am häufigsten folgende zwei Variablen genannt: 1. Grenzen, d.h. Abgrenzung von Subsystemen, Abgrenzung des Familiensystems gegenüber der Umgebung, 2. Hierarchie, d.h. alle offenen Systeme bestehen aus hierarchisch angeordneten Teilsystemen. Eine weitere wichtige Variable ist der Begriff der Koalition, der zwischen den beiden Begriffen Grenzen und Hierarchien angesiedelt wird und das Bündnis zweier Mitglieder des Systems gegen ein drittes Mitglied unter Umgehung der hierarchischen Ordnung und Überschreitung der Subsystemgrenzen betrifft. Die Verletzung der Grenzen ist häufig ein Teil der impliziten oder expliziten Familienregeln.

In der Literatur wird das Problem der Koalitionen von verschiedenen Autoren immer wieder in direkten Zusammenhang mit dysfunktionalen Prozessen in Familien gebracht. SELVINI-PALAZ-

ZOLI (1982) hält das Problem der Bündnisse für das "therapeutisch Schwierigste", das zu verzerrten Verhaltensmustern in jeder Familie führen kann. DOANE (1978) macht darauf aufmerksam, daß gestörte Familien durch das Überwiegen von Eltern-Kind-Koalition gekennzeichnet sind. MADANES und HALEY (1977) weisen darauf hin, daß Eltern die Führungsrollen ihren Kindern gegenüber einzuhalten haben und daß in gesunden Familien quer durch die Generationen gehende Koalitionen blockiert bleiben. Auf den gleichen Aspekt der Häufung von generationsüberschreitenden Koalitionen bei gestörten Familien macht auch STANTON (1981) aufmerksam. Nach JACOB sind gesunde Familien hierarchisch angeordnet, Familien mit einem schizophrenen Mitglied haben dagegen keine deutlich hierarchische Struktur.

In der Therapie sollen die bestehenden Koalitionen sowie die Verletzungen von Hierarchien und Grenzen identifiziert und verändert werden. Dazu sind Beobachtungen auf der systemischen Ebene notwendig. Nur das Fokussieren auf eine Einheit von drei Mitgliedern eines Systems ermöglicht das Denken in Begriffen von Koalitionen und hierarchischer Struktur der Organisation. Nur diese komplexe Betrachtungsweise, bei der die gegenseitige Interdependenz der einzelnen Familienmitglieder beachtet wird, führt zu Hypothesen auf der systemischen Ebene, wodurch Dysfunktionalität durch eine andersartige Funktionalität ersetzt wird. Jeder Versuch von einer hierarchisch niedrigeren Ebene, z.B. der individuellen oder transaktionellen auf die nächsthöhere, die systemische, zu extrapolieren, führt zu theoretisch unhaltbaren Konstrukten wie z.B. dem Konstrukt des Widerstands in der Familientherapie oder zu teleologischen Konstrukten, die aussagen, daß sich der Patient so verhält, um die Ehe seiner Eltern zu retten oder auf die Probleme der Familie aufmerksam zu machen.Auf dieses Problem wird von RICCI und SELVINI-PALAZZOLI (1984) hingewiesen. Die interaktionale Komplexität eines Systems hängt von der Anzahl der Teilnehmer und der

Art der gegenseitigen Abhängigkeit zwischen den einzelnen Teilnehmern zusammen. Die Veränderung der Teilnehmerzahl von einer Dyade zu einer Triade und die Analyse ihres Verhaltens ist diskontinuierlich, bedeutet also einen qualitativen Sprung und verlangt andere Methoden der Beobachtung und der Beurteilung. Schon die Erfassung einer Dyade kann die Beurteilung nicht nur auf die gegenseitige, fortlaufende Kommunikation zwischen den beiden Mitgliedern der Dyade reduzieren, auch hier muß die nächsthöhere hierarchische Ebene miteinbezogen werden. Der Übergang von der Beurteilung einer Dyade zur Triade erhöht die Zahl der Beziehungen, die mitberücksichtigt werden müssen, exponentiell. Dies kann nur nach dem Prinzip der Zirkularität geschehen, indem die Reaktionen aller Mitglieder des Dreiecks in ihrer gegenseitigen Beziehung und Beeinflussung erfaßt werden. Die Erfassung der Kommunikationsstruktur innerhalb eines Dreiersystems hat aber im Zusammenhang mit dem Kontext und der Zeit, in der die Kommunikation stattfindet, zu geschehen. Nur die Berücksichtigung der Tatsache, daß die Struktur einer Familie vom Kontext und der Situation mehr abhängig ist, als von den individuellen Eigenschaften ihrer Mitglieder, kann den Irrtum vermeiden, die Familie als ein Agglomerat starrer individueller Strukturen aufzufassen, das in jeder Krisensituation nur über ein gleichbleibendes Reaktionsrepertoire verfügt.

Die Übersetzung dieser Überlegungen in das praktische Vorgehen bedeutet in der Therapie folgendes: Wenn der Therapeut annimmt, daß es in der Familie stabile Muster gibt, die die Homöostase der Familie aufrecht erhalten (wie z.B. Verstrickung, Bindung, Ausstoßung, Entkoppelung usw.) und gleichzeitig die Symptome des Patienten verursachen, ist er gezwungen, diese Muster zu verändern, um der Familie eine neue Struktur zu vermitteln. Damit stößt er auf Widerstand der Familie. Wenn aber die Störung nicht als Funktion der pathologischen Persönlichkeit einzelner Familienmitglieder aufgefaßt und das Symptom auf dem Hintergrund einer situationsabhängigen Veränderung der Interaktion der Familie betrachtet wird, besteht die Möglichkeit zur Veränderung ohne Widerstand. Dies entspricht auch der Forderung von MINUCHIN (1977), daß Veränderungen in der Familie an den Synapsen stattfinden sollen, und nicht bei den einzelnen Mitgliedern. Im gleichen Sinne äußerte sich auch JACKSON (1980): "Wir brauchen Maße, die nicht einfach einzelne Individuen zu einer Familieneinheit addieren, wir müssen die Charakteristika der überindividuellen Familieneinheit messen können. Charakteristika, für die wir vorläufig so gut wie keine Terminologie besitzen."

Welche Bedeutung hat also die Interaktionsforschung für die Familientherapie?

1) Effizienteres Vorgehen in der Therapie im Sinne einer direkten Antwort auf die Frage, was und nicht nur wie es verändert werden soll.

2) Überprüfbarkeit der Therapieergebnisse.

3) Ausbildung, d.h. transparentes Vermitteln und Weitergabe von Wissensinhalten, Replizierbarkeit des therapeutischen Vorgehens.

Die empirische Interaktionsforschung könnte also durch Ausarbeitung von praxisorientierten Beobachtungssystemen den Therapeuten bei der Aufstellung seiner Hypothesen unterstützen und ihm Grundlagen für die notwendigen Entscheidungen im Aufbau der Therapie liefern.

Literatur:

DEISSLER, K.G.: Rekursive Kontextualisierung natürlicher Prozesse. Familiendynamik 8, 139 - 165, 1983.

DELL, P.F.: The Hopi Family Therapist and the Aristotelian Parents. J. of Marital & Family Therapy 6, 123 - 129, 1980.

DELL, P.F.: Beyond Homeostasis. Family Process 21, 21 - 41, 1982.

DOANE, J.A.: Family Interaction and Communication Deviance in Disturbed and Normal Families: A Review of Research. Family Process 17, 357 - 376, 1978.

GURMAN, A.S. & KNISKERN, D.P. (Eds.): Handbook of Family Therapy. New York: Brunner & Maazel 1981.

HALEY, J.: Ablösungsprobleme Jugendlicher. München: Pfeiffer 1981.

JACKSON, D.D.: Das Studium der Familie. In: WATZLAWICK, P. & WEAKLAND, J.H. (Eds.) Interaktion. Bern: Huber 1980.

JACOB, T: Family Interaction in Disturbed and Normal Families: A Methodological and Substantive Review. Psychological Bulletin 82, 33 - 65, 1975.

MADANES, C. & HALEY, J.: Dimensions of Family Therapy. Journal of Nervous and Mental Disease, 165, 88 - 98, 1977.

MINUCHIN, S.: Familie und Familientherapie. Freiburg: Lambertus 1977.

PINSOF, W.M.: Family Therapy Process Research. In: GURMAN, A.S. & KNISKERN, D.P. (Eds.): Handbook of Family Therapy. New York: Brunner & Mazel 1981.

RICCI, C. & SELVINI-PALAZZOLI, M.: Interactional Complexity and Communication. Family Process 23, 169 - 176, 1984.

SELVINI-PALAZZOLI, M.: Magersucht. Stuttgart: Klett-Cotta, 1982.

SLUZKI, C.E. & BEAVIN, J.: Symmetrie und Komplementarität. In: WATZLAWICK, P. & WEAKLAND, J.H. (Eds.): Interaktion. Bern: Huber 1980.

STANTON, M.D.: Strategic Approaches to Family Therapy. In: GURMAN A.S. & KNISKERN, D.P. (Eds.): Handbook of Family Therapy. New York: Bruner & Mazel 1981.

WELLS, R.A.: The Empirical Base of Family Therapy. In: TOLSON E. & REID, W.J. (Eds.): Models of Family Treatment. New York: Columbia University Press 1981.